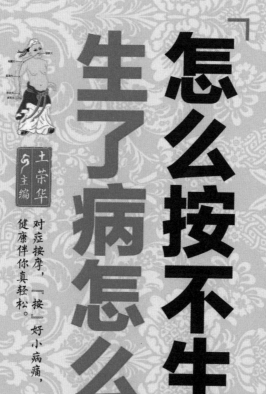

"怎么按不生病 生了病怎么按"

土荣华 主编

对症按摩，"按"好小病痛，健康伴你真轻松。

U0189208

中国科学技术出版社

·北 京·

图书在版编目（CIP）数据

怎么按不生病生了病怎么按 / 土荣华主编 . -- 北京 : 中国科学技术出版社，
2018.8

ISBN 978-7-5046-8016-7

Ⅰ . ①怎… Ⅱ . ①土… Ⅲ . ①按摩疗法（中医） Ⅳ . ① R244.1

中国版本图书馆 CIP 数据核字（2018）第 070320 号

策划编辑	崔晓荣	
责任编辑	崔晓荣	高磊
装帧设计	北京明信弘德文化发展有限公司	
责任校对	杨京华	
责任印制	马宇晨	

出　　版	中国科学技术出版社	
发　　行	中国科学技术出版社发行部	
地　　址	北京市海淀区中关村南大街16号	
邮　　编	100081	
发行电话	010-62173865	
传　　真	010-62179148	
网　　址	http://www.cspbooks.com.cn	

开　　本	720mm×1000mm		1/16
字　　数	220千字		
印　　张	17.75		
版　　次	2018年8月第1版		
印　　次	2018年8月第1次印刷		
印　　刷	北京盛通印刷股份有限公司		
书　　号	ISBN 978-7-5046-8016-7/R · 2227		
定　　价	46.00元		

内容提要

　　本书首先介绍了按摩常用穴位必备知识、不同穴位的保健养生方法及注意事项；同时以怎么按不生病介绍了穴位按摩调五脏、调气血、补阴阳、养全身，并对亚健康的调理、养颜塑体、祛火清热进行了全面的讲解；以怎么按不生病对男女老幼常见病列举了不同的调治方法和几百个常用的按摩调理的实用方法，并针对不同患者给出了不同的按摩调理指导，以达到实现"小病一扫光"的好疗效。其特点是养生、治病兼顾。本书是普通大众进行按摩调理养生、防病治病的好帮手

编委会

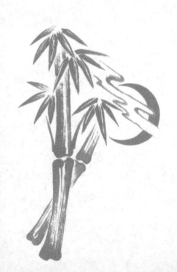

在我们的身体中，遍布着700多个穴位，这些穴位就像藏在人体内的妙药，一揉一掐一点一按中，如同转动一把钥匙，为我们打开健康之门。在了解穴位常识的基础上进行按摩治疗，不仅可以强身健体，预防疾病，还可以调治疾病，使疾病化大为小，甚至化小为无。

穴位按摩是一种非药物疗法，无创伤，无副作用，有病祛病，无病强身，完全符合当今医学界推崇的"无创伤医学"和"自然疗法"的要求，而且疗效较佳，还有不受时间、地点、环境等条件限制的优点，所以日益被医学界和养生爱好者所重视。如眼睛疲劳，按按太阳穴、攒竹穴有助于缓解疲劳；肩膀酸痛，按按肩井穴就会感到特别轻松……这其中的一按一揉就属于按摩。除此之外，按摩还可以预防和治疗许多疾病，如头痛、牙痛、哮喘等，有的病往往只需要按摩几次，就会收到良好的疗效。

每个人都有自己的个性，穴位也是如此，不同穴位有着不同的功效。但无论如何，只要对症按摩，就可以起到养生保健的作用。试想，如果我们能像熟悉亲人一样，去了解这些遍布周身的穴位，那么，它们也一定会给我们亲人般的关怀，尽心尽力地呵护我们的健康。

为此，我们精心编写了这本《怎么按不生病 生了病怎么按》。本书分上下两篇，上篇主要介绍了按摩常识及怎么按摩可预防疾病，即日常亚健康人群的保健按摩法；下篇重点介绍了常见病的按摩。本书不仅内容翔实，语言通俗，还配有大量的穴位图，在您需要按摩保健、对症治疗时，只要依图所示进行按摩，就能收到满意的功效。

当然，中医学是一门博大精深的学科，仅凭一本书远远不能让您达到精通的程度，但这些初步的按摩知识在日常生活中使用，已经能够让您和家人、朋友受益良多。

身体有大药，好身体由按摩开始！

编　者

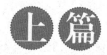

未病先防，怎么按不生病

第一章 按摩常识宜先知

第二章　按摩来把五脏养

031

第三章　按摩调治亚健康

怎么按不生病　生了病怎么按

第四章　按摩助你颜如玉

怎么按不生病　生了病怎么按

第五章　按摩有助调补气血

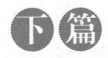

下篇

既病防变，生了病怎么按

第六章 调治内科病怎么按

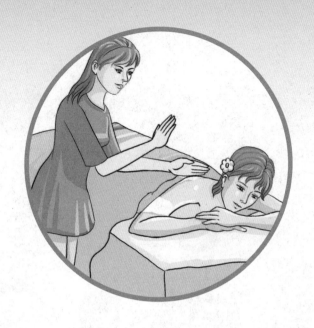

上篇 未病先防，怎么按不生病

"上工治未病"，这句话的基本意思就是重在预防。是的，健康就像储蓄，只有不断存储健康才能让人精力充沛，延年益寿。如果总是支出，那么，总有一天你会透支健康。因此，每天抽出10分钟，在皮肤上捏一捏、按一按，通过这些简单的方法，你就能便捷地向"健康账户"存钱。另外，运用这一实用的日常保健按摩术，也可以为工作劳累的家人消除疲劳，从而获得爱的保障和享受。下面，就让我们轻松踏上按摩保健这辆健康快车吧！

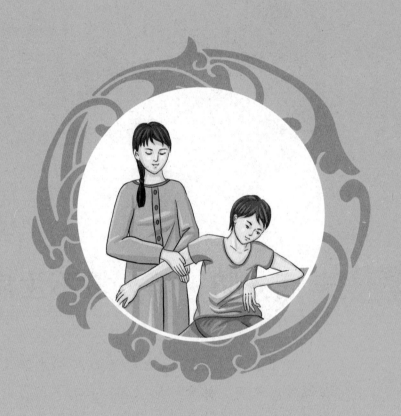

第一章

按摩常识宜先知

　　做到先要认识到，用按摩来呵护健康尤其如此。
大家都知道按摩效果好，养生又治病，但到底该按哪
里才能事半功倍，又该如何按摩才能有病治病、无病
健身呢？这些恐怕就不是人人都了解的。所以，掌握
一些科学、实用的按摩常识，让自己在按摩实践的过
程中手到病除，就成为崇尚绿色保健的必要储备。

按摩的功效及优势

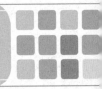

按摩作为一种自然疗法，备受当今医学推崇，它是以人体健康为核心，重点强调维持身体健康和预防疾病的。那么，按摩疗法的功效及优势是什么呢？

按摩养生的四大作用

据说早在原始社会，当人体的某一部位受到损伤出血时，人们便本能地用手按压以止血；当损伤使局部隆起时，人们又本能地通过抚摸、揉动使隆起变小或消失，从而缓解肿痛。据史料记载，春秋战国时期名医扁鹊就曾经用按摩疗法治疗虢太子的尸厥症。由此看出，在古代医疗设备有限的情况下，按摩疗法已成为人们治疗疾病的最好选择。

按摩治病安全可靠，完全符合当今医学界推崇的"无创伤医学"和"自然疗法"，这种疗法方便易行，适用范围广泛，疗效奇特，无副作用，且不受外部条件的限制，随时随地都可以进行。只要用双手在体表部位实施手法，就可以达到防病治病的目的。这种方法经济简便、疗效可靠，归纳来说，有以下好处。

1. 疏通经络

经络是人体气血运行的通路，内联五脏六腑，外络四肢百骸、五官九窍，沟通表里内外，贯穿左右上下，遍布全身，运行气血，使人体各部位紧密联系起来，成为一个不可分割的有机整体，从而调节人体多种生理功能活动，保持人体机能的协调和相对平衡。

而按摩穴位通过经络的传导，就可以调整相关的脏腑、组织和器官的系统功能，调节相关脏器的生物信息，改变相关脏器的病理变化，从而达到防病治病和自我保健的目的。

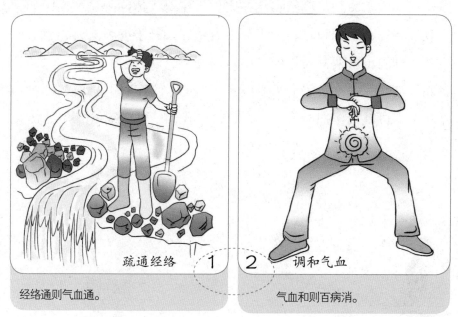

疏通经络 ① ② 调和气血

经络通则气血通。　　　　　　　　　　　气血和则百病消。

2. 调和气血

由于按摩手法的机械刺激，可以将机械能转化为热能，提高身体局部组织的温度，促使毛细血管扩张，从而改善血液和淋巴循环，使血液黏滞性减低，降低周围血管的阻力，减轻心脏的负担，避免心血管疾病的发生。通过按摩，使其体内相应的脏腑产生生理变化，从而达到治疗疾病的目的。

3. 平衡阴阳

人体是对立统一的有机整体，中医经常以阴阳观念解释人体内部的变化。以阴阳鱼来看，无论黑鱼还是白鱼，其中任何一方的势力范围过大，都会引起体内的阴阳不平衡。所以调整阴阳一直都是中医治病的基本原则，如表里出入、上下升降、寒热进退、邪正虚实、营卫不和、气血失和等都属于阴阳失调的具体表现。因此，升清降浊、寒热温清、调和营卫、调理气血等都属于调整阴阳的范围。而穴位按摩则是刺激特定的穴位，使得人体阴阳调和。比如，当我们熬夜特别想睡觉，但工作没有做完，又不能睡觉时，就可以按摩四神聪（以两耳尖连线的中点为圆心，以1横指为半径画1圆，该圆周与两耳尖连线和前后发际正中线的4个交点即是此穴，共有4个穴），可以直接把元气调上来，这样我们就可以继续战斗了。

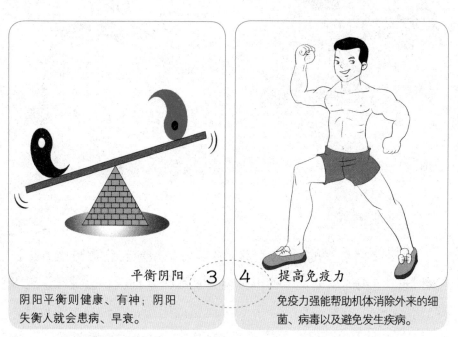

平衡阴阳 ③

阴阳平衡则健康、有神；阴阳失衡人就会患病、早衰。

④ 提高免疫力

免疫力强能帮助机体消除外来的细菌、病毒以及避免发生疾病。

4. 提高免疫力

免疫力低下的人，也就是指动不动就生病的那些人，这些人除了婴幼儿、老人、孕产妇外还包括体质较弱的人。而通过按摩就可以帮助这些人提高免疫力。这是因为，按压特定的穴位，可以增强机体的免疫力功能。比如，按压大椎穴，可以促使体内的白细胞数目增多。再比如，预防感冒可以按摩腹部，接着按摩足三里、涌泉等穴位，手法应该先轻缓后用力。每天持续10分钟，这样可以增强体质，提高机体免疫力，加强呼吸系统的抗病能力，达到预防疾病的目的。

按摩养生的四大优势

提起身体，人们最为担心的就是两件事：一是健康的问题，二是花钱的问题。事实上，有一个健康和利益双丰收的治疗方式，即按摩。按摩疗法，是一种非药物疗法，不但对多种疾病疗效奇特，还可以为患者减少痛苦。

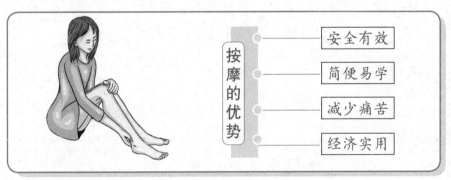

按摩的优势

- 安全有效
- 简便易学
- 减少痛苦
- 经济实用

1. 安全有效

一般药物治疗往往会产生这样或那样的副作用，特别是需要长期服用某种药物的患者往往会产生很多顾虑，以致影响情绪和疗效，甚至会出现某些副作用，而按摩疗法只要掌握了一定的要领，认真对待，就能效果明显，是一种比较安全可靠、无副作用的治疗方法。

2. 简便易学

（1）简便：按摩疗法不受时间、地点、环境等条件的影响，也不需器械和药物。身体某脏器或部位出现不适，随时可在田野、工场、房室内外进行按摩，甚至在看书、看电视或做工时也可以脚踩鹅卵石按摩，十分简便，大众易于接受。

（2）易学：按摩疗法男女老幼都可以学会，有文化、懂一些生理解剖知识的人学起来就更容易了，关键在于记住穴位或反射区，认真反复实践即能掌握。

3. 减少痛苦

由于目前生存环境的变化，导致很多人的免疫力下降，越来越多的人患上了慢性疾病，如哮喘之类的呼吸系统疾病。这些疾病会损坏身体，导致人们痛苦，但若能经常抽些时间在自己身上按一按、捏一捏，就可给身体多一些舒适感，从而减少痛苦。

4. 经济实用

随着人们生活水平的提高、生命价值观念的增强，人们对医疗

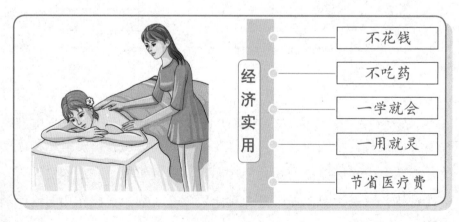

经济实用
- 不花钱
- 不吃药
- 一学就会
- 一用就灵
- 节省医疗费

保健也有了更高的要求。卫生资源的有限性和医疗保障制度的改革及医学的进步，要求医疗方法经济实惠、效果明显，有病时能治疗疾病，无病时能强身健体。按摩疗法完全符合这些要求。

　　按摩疗法，不需任何设备，不用任何药物，只需人的一双手，在家里就可以防病治病了。因此，学会按摩疗法，可以极大地节约医疗开支，节省许多宝贵时间，真是省时、省钱又实用。

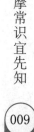

找准位置按对穴

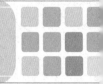

穴位按摩具有很好的祛病养生效果。然而如何准确取穴呢？中医学认为，取穴是否准确，直接影响按摩效果。下面介绍四种按摩取穴法，帮你找对穴位。

骨度法：以患者的身材为依据

骨度分寸法，古称"骨度法"，即以骨节为主要标志测量周身各部的大小、长短，并依其尺寸按比例折算作为定穴的标准。但分部折寸的尺度应以患者本人的身材为依据。一般来说，腕横纹至肘横纹为12寸，也就是把这段长度分成12等份，取穴就以它作为折算的标准。常用的骨度分寸如下表所示。

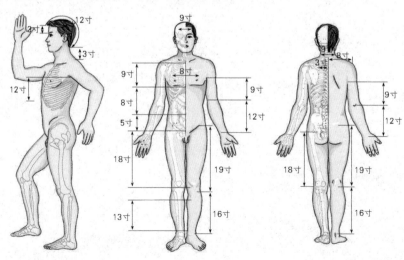

部 位	起 止	常用骨度	度量法
头 部	前发际至后发际	12	直度
	眉心至前发际	3	直度
	后发际至大椎上	3	直度
	两乳突（完骨）之间	9	横度
	两前额发角（头维）之间	9	横度
胸腹部	两乳头之间	8	横度
	腋平线至季肋（11肋）	12	直度
	岐骨（肋膈角）至脐中	8	直度
	脐中至耻骨联合上方	5	直度
背 部	两肩胛骨骨侧缘之间	6	横度
	两髂后上棘之间	3	横度
上 肢	腕横纹至腋横纹	12	直度
	肘横纹至腋横纹	9	直度
下 肢	股骨大转子至膑骨下	19	直度
	膑骨下至外踝高点	16	直度
	耻骨平线至股骨内上髁	18	直度
	腔骨内侧髁下至内踝高点	13	直度

 标志法：分固定标志和活动标志

标志法指的是体表标志取穴法，这种方法是根据人体表面一些

具有明显特征的部位标志来取穴位的方法。体表标志可分为固定标志和活动标志两类。

（1）固定标志：固定标志也就是以人体表面固定不移，又有明显特征的部位作为取穴标志的方法，即以人的五官、乳头、肚脐等作为取穴的标志，如鼻尖取素髎穴，两眉中间取印堂穴，两乳中间取膻中穴，脐旁2寸取天枢穴，腓骨小头前下缘取阳陵泉穴，等等。

（2）活动标志：活动标志是以人体进行某些局部活动后出现的隆起、凹陷、孔隙、皱纹等相应的动作后的变化作为取穴的标志，如张口于耳屏前方凹陷处取听宫穴，握拳于手掌横纹头取后溪穴等。

 ## 简易法：简便易行帮你找准穴

简易法是临床上常用的一种简便易行的取穴方法，如两耳尖直上取百会穴，两手虎口交叉取列缺穴，垂手中指端取风市穴等。有时需以患者处于某种特殊姿势时所出现的标志作为取穴的依据，如曲池穴在屈肘时的肘横纹外侧端后5分处；解溪穴在足背屈时足背与小腿交界处的两筋之间；劳宫穴，半握拳，以中指的指尖切压在掌心的第1横纹上，就是该穴。

 ## 指寸法：三种手指比量法宜掌握

指寸法即手指比量法，这是以患者的手指为标准来测量取穴的一种方法。手指比量法的意义在于以患者本人的手指关节长度作为度量单位，患者身高比例同手指关节成正比。用手指关节测量穴位不但简便易行，而且有一定的准确性，适用于不同身高的患者，在临床上常用以下三种方法。

	中指同身寸	拇指同身寸	横指同身寸
概 念	以中指中节的长度为1寸。即中指屈曲时，中节内侧两端纹头之间作为1寸	拇指指关节之横度作为1寸	4指关节之横度作为3寸
适 用	主要适用于四肢及脊背作横寸折算	主要适用于四肢部的直寸取穴	主要适用于下肢、下腹部和背部的横寸

需要注意的是，手指比量法必须在骨度规定的基础上运用，不能以指寸悉量全身各部，否则会导致长短失度。骨度分寸与指寸在临床应用中应该互相结合。

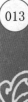

九种常见的按摩手法

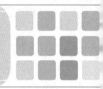

按摩养生治病可谓经济实惠，只要你学会了一些养生按摩手法，就可以做好自己的"保健师"：运用推、揉、按、摩、搓、抖等简单手法在自身体表经穴与特定部位进行按摩，可以达到保健、养生及治疗疾病的目的。

 推法：温经活络，在小儿疾病中应用广泛

【名词解释】用指、掌、拳面、肘等部位紧贴治疗部位，运用适当的压力，进行单方向的直线移动的手法，称为推法。用指称指推法，用掌称掌推法，用拳称拳推法，用肘称肘推法。

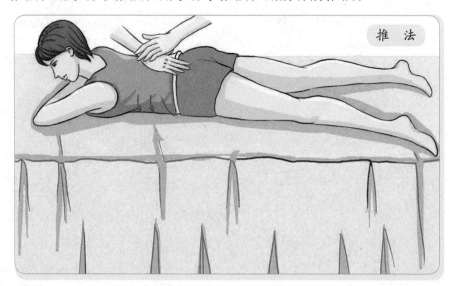

推 法

【动作要领】

①肩及上肢放松，着力部位要紧贴体表的治疗部位。

②操作向下的压力要适中、均匀。

③压力过重，易引起皮肤折叠而破损。

④用力深沉、平稳，呈直线移动，不可歪斜。

⑤推进的速度宜缓慢均匀，每分钟50次左右。

【按摩功效】推法具有行气止痛、温经活络、调和气血的功效。

【适用部位】

①指推法适用于肩背部、胸腹部、腰臀部及四肢部。

②掌推法适用于面积较大的部位，如腰背部、胸腹部及大腿部等。

③拳推法刺激较强，适用于腰背部及四肢部的劳损、宿伤及因风湿痹痛而感觉较为迟钝的患者。

④肘推法刺激最强，适用于腰背脊柱两侧及两下肢大腿后侧，常用于体形壮实、肌肉丰厚，以及脊柱强直或感觉迟钝的患者。

【临床应用】推法在小儿疾病中应用广泛，临床应用时，常在施法部位涂抹少许介质，使皮肤有一定的润滑度，利于手法操作，防止皮肤破损。

 揉法：宽胸理气，四种方法各有侧重

【名词解释】以指、掌、掌根、小鱼际、四指近侧指间关节背侧突起、前臂尺侧肌群肌腹或肘尖为着力点，在治疗部位带动受术皮肤一起做轻柔缓和的回旋动作，使皮下组织层之间产生内摩擦的手法，称为揉法。其中，根据着力部位的不同，可以分为指揉法、掌揉法、揉摩法、揉捏法。

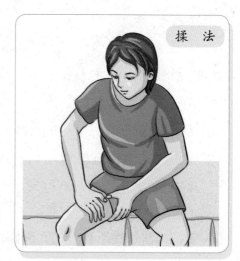

揉　法

【动作要领】

①指揉法：以中指或拇指面或示指、中指、环指指面着力。按在穴位或特定部位上，做轻柔环转揉动。

②掌揉法：以掌根部或大小鱼际着力，手腕放松，以腕关节连同前臂做小幅度的回旋活动。压力轻柔，揉动频率一般每分钟120～150次。

③揉摩法：为揉法与摩法结合，常用掌揉摩，揉结合摩可加大作用范围，摩加揉法可增加力度。

④揉捏法：为揉和捏的综合动作。操作时四指指腹和拇指或掌根着力，拇指外展，其余四指并拢，紧贴于皮肤上做环转的揉捏动作，边揉捏边做螺旋形向前推进。

【按摩功效】本法具有宽胸理气、健脾和胃、活血散瘀、消肿止痛、调节胃肠功能等作用。

【适用部位】

①指揉法中单指揉可适用于全身各部位；双指揉可用于背俞穴，亦可用于小儿推拿乳旁、乳根穴或双侧天枢穴；三指揉可用于背俞穴，亦可用于小儿先天性肌性斜颈等。

②掌揉法适用于腰背部、腹部、四肢部。

③揉摩法多用于腹胸部。

④揉捏法适用于全身各部，尤以颈项、四肢和局部疼痛病症最为多用。

【临床应用】本法是推拿手法中常用手法之一，临床常配合其他手法来治疗胸闷胁痛、脘胀满，因组织损伤引起的红、肿、热、痛等症。

 按法：解痉止痛，有指按法和掌按法之分

【名词解释】用手指或手掌面着力于体表一部位或穴位上，逐渐用力下压，称为按法。在临床上有指按法和掌按法之分。按法亦可与其他手法结合，若与压法结合，则为按压法；若与揉法结合，则为按揉法。

【动作要领】

①指按法：按压力的方向要垂直向下；用力要由轻到重，稳而持续，使刺激感觉充分达到机体深部组织；切忌用迅猛的暴力；按法结束时，不宜突然放松，应逐渐递减按压的力量。

②掌按法：按压一次后要稍作片刻停留，再做第二次重复按压；为增加按压力量，在施术时可将双肘关节伸直，身体略前倾，借助部分体重向下按压。

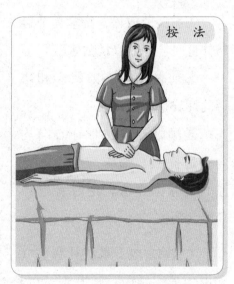

按法

【按摩功效】本法具有解痉止痛、疏松筋脉、温中散寒、活血祛瘀等作用。

【适用部位】指按法适用于全身各部经穴，掌按法适用于腰背部、腹部等体表面积大而又较为平坦的部位。

【临床应用】按法具有放松肌肉、开通闭塞、活血止痛的作用。常用于治疗胃脘痛、头痛、肢体酸痛麻木等症。

 ## 摩法：益气和中，临床常配合其他手法

【名词解释】用手掌面或手指指面贴附于治疗部位，以腕关节连同前臂做轻缓而有节律的盘旋摩擦。用手掌进行者称摩擦法，用手指进行者称指摩法。

【动作要领】

①腕关节放松，指掌关节自然伸直，着力部位紧贴体表。

②前臂连同腕部做缓和协调的环旋抚摩活动。

③顺时针或逆时针方向均匀往返操作，临床一般顺时针摩、缓摩为补法，逆时针摩、急摩为泻法。

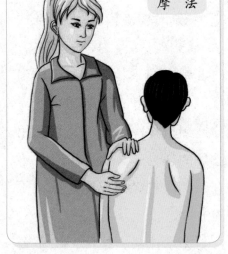

摩 法

【按摩功效】本法具有益气和中、消积导滞、疏肝理气、调节肠胃、活血散瘀、消肿止痛等作用。

【适用部位】本法适用于胸腹部、胸胁部和颜面部。

【临床应用】本法刺激轻柔、舒适，临床上常配合揉法、推法、按法等以治疗胸胁胀满、脘腹疼痛、泄泻、便秘、消化不良、月经不调、痛经、失眠等症。

搓法：疏通经络，常与抖法配合使用

【名词解释】用两手掌面挟住肢体的一定部位，相对称用力做方向相反的来回快速搓揉或做顺时针回环搓揉，即双掌对搓的动作，称为搓法。

【动作要领】

①搓动时双手动作幅度要均等，用力要对称。

②搓揉时频率可快，但在体表移动要缓慢。

③双手挟持肢体时力量要适中。挟持过重，搓不动；挟持过轻，搓不到。

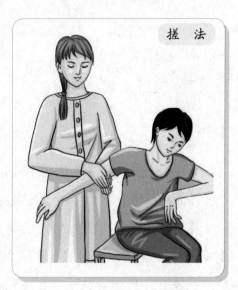
搓法

【按摩功效】本法具有疏通经络、调和气血、放松肌肉等作用。

【适用部位】本法适用于四肢、胁肋部和腰背部。

【临床应用】本法较为温和，是一种辅助手法，常与抖法配合作为推拿治疗的结束手法使用。

 抖法：放松关节，三种抖法各显神通

【名词解释】用单手或双手握住患肢远端做连续上下抖动，

称为抖法。根据不同的患部及
施抖力量的强弱分为抖臂、抖
腿、抖腕等。

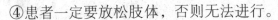

抖　法

【动作要领】

①抖动时用力要自然，抖
动幅度要小，但频率要快。

②一般抖动幅度在3～5厘
米；上肢抖法频率一般在每分
钟200次左右。

③下肢抖法频率一般在每
分钟100次左右。

④患者一定要放松肢体，否则无法进行。

【按摩功效】本法的作用主要是使肌筋及关节放松。

【适用部位】本法可用于四肢部，以上肢最为常用。

【临床应用】本法常与搓法配合，作为推拿治疗的结束手法。
本法具有疏松肌筋的功效。常用于治疗肩周炎、颈椎病、疲劳性四
肢酸痛及髋部伤筋等病症。

 ## 叩法：开窍醒脑，叩击力度可轻重交替

【名词解释】用指端着力或握空拳状，以小指尺侧部分着力，
在一定部位或穴位上进行叩击动作，称为叩法。

【动作要领】

①术者肩、肘、腕放松，以腕发力，以指端或小指尺侧部分着力。

②叩击时用力要稳，轻巧而有弹性，动作要协调灵活。

③叩击要有节律，可虚实交替，力度轻重交替，节律刺激，每分钟100次左右。

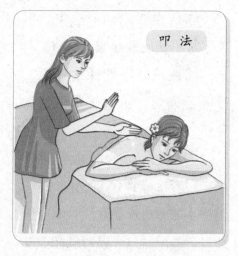

叩法

【按摩功效】本法具有疏通经脉、开窍醒脑、消除疲劳等作用。

【适用部位】本法适用于全身各部位，常用于头、肩背、胸及上、下肢。

【临床应用】本法由于操作者施术时着力点不同，可分为中指叩法、三指叩法、五指叩法及拳叩法，可辅助治疗各种病症。

 擦法：健脾和胃，以皮肤有温热感为宜

【名词解释】用手掌紧贴皮肤，稍用力下压并做上下向或左右向直线往返摩擦，使之产生一定的热量，称为擦法。有掌擦、鱼际擦和侧擦之分。

【动作要领】

①上肢放松，腕关节自然伸直，用全掌或大鱼际或小鱼际为着力点，作用于治疗部位，以上臂的主动运动，带动手做上下向或左右向的直线往返摩擦移动，不能歪斜，更不能以身体的起伏摆动去带动手的运动。

②摩擦时往返距离要拉得长，而且动作要连续不断，如拉锯状，不能有间歇停顿。如果往返距离太短，容易擦破皮肤；当动作有间歇停顿，就会影响到热能的产生和渗透，从而影响治疗效果。

③压力要均匀而适中，以摩擦时不使皮肤起皱褶为宜。

④施法时不能操之过急，呼吸要调匀，千万莫屏气，以免伤气机。

⑤擦法以皮肤有温热感即止，一般每分钟100次左右。

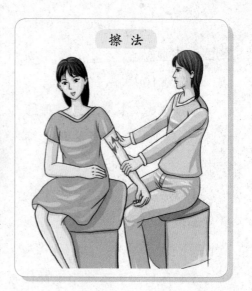

擦 法

【按摩功效】本法具有健脾和胃、温阳益气、温肾壮阳、祛风活血、消瘀止痛等作用。

【适用部位】

①掌擦法用于胸腹、胁肋部。

②鱼际擦法用于四肢，以上肢最为多用。

③侧擦法用于背部、腰骶部。

【临床应用】擦法在临床上常作为最后使用的手法，一般在擦法之后，就不再在该部使用其他手法，以免皮肤破损。但擦法之后可辅以湿热敷，能加强疗效。

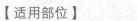

 拿法：疏筋通络，常与其他手法配合使用

【名词解释】用拇指与其余四指的指腹对称用力内收的手法，称为拿法。

【动作要领】

①拿法操作时肩臂要放松，腕要灵活，以腕关节和掌指关节活动为主，以指峰和指面为着力点。

②操作动作要缓和、有连贯性，不能断断续续。

③拿取的部位要准，指端要相对用力提拿，带有揉捏动作，用力由轻到重，再由重到轻，不可突然用力。

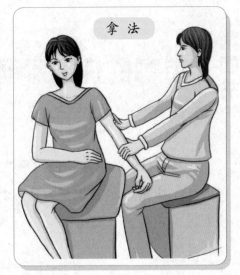

拿 法

【按摩功效】本法具有疏筋通络、解表发汗、镇静止痛、开窍提神等作用。

【适用部位】主要用于颈项部、肩背部及四肢部。

【临床应用】拿法刺激量较强，常与其他手法配合应用，治疗头痛、项强、四肢关节肌肉酸痛等症。临床应用时，拿后须配合揉摩，以缓解刺激引起的不适之感。注意拿捏时间不宜过长，次数不宜过多。

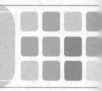

第四节 按摩的注意事项

按摩是一件好事，但如果按摩方法不正确可能适得其反，因此，按摩一定要掌握方法，如辨证施补、精神内守、循序渐进，还要选择适当的时间，讲究按摩的力度，注意按摩的禁忌等。

讲究力度，防止"费力不讨好"

按摩可以畅通气血，尤其是在冬天，一些身体较差的中老年人常常会出现肌肉酸痛、手脚冰凉、寒性胃痛等因为气温低而引起的各种不适。如果能坚持用热水泡脚，并且以右手搓左脚涌泉穴，同时以左手搓右脚涌泉穴，就能起到很好的保健作用，促进气血运行，缓解手脚冰凉。但并不是如很多人所想象的那样，按摩的力度越大，身体恢复得就越快。

通常情况下，力度的把握应以被按摩者感觉略微酸痛，但完全可以承受，不会感觉心慌、头晕、恶心等为原则，更不能因为按摩过重加重伤害，如心脏病、高血压患者因为力度过大而导致疾病复发。即使不至于形成新的疾病，但按摩过重往往会造成韧带、肌肉、筋膜等组织受伤。如果这些穴位是在选择错误的情况下，施以太重的力度则可能引起不良反应。比如，按摩脚底，没有专业知识的人在按摩时没有找对反射区，而且用力过大，就可能导致筋膜发炎、头晕、恶心、

怎么按不生病 生了病怎么按

心慌、心律失常等。即使对于全身按摩而言，如果力度过大也会引起腰部、颈部的神经损伤等，甚至出现手麻、脚麻等不良反应。

事实上，按摩的力度大小不仅与按摩者对力度的把握有关，还与按摩的手法有关。一般揉摩类手法作用层次较浅，让人感觉柔和舒适，即使压力增大，因接触面积较大，压强并不成比例增加，很难超过被按摩者所允许力的最佳刺激范围，因此这类按摩手法应用于几乎所有的受术者；拿捏类按摩手法用力方向多相对向上，作用多在肌肉层次，故感觉较柔和舒适，一般很难超过被按摩者所允许力的最佳范围；颤抖类按摩手法以小而频的冲击波作用于人体，刺激量一般不大，但其冲击波易沿血脉传递得很深远，甚至波及全身，当被按摩者所允许力的最佳范围较小时，容易出现不适感觉和不良反应；弹拨类按摩手法作用层次较深，一般在深层筋膜、肌腱、韧带等处，也容易突破被按摩者所允许力的最佳范围，常常配合揉法，以缓冲力的冲击；按压、叩击类按摩手法多垂直向下用力，

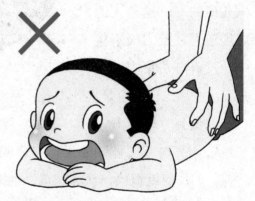

并且伴有垂直向下的冲击波，作用深度直达骨骼，甚至向体腔对侧传播，很容易突破被按摩者所允许力的最佳范围，因此实际操作中应严格控制按摩的力度。

总起来看，按摩力度的大小要根据患者的体质、病情、病种及患者耐受程度来决定，不能仅仅从感觉上的舒服程度来决定按摩力度的强弱，被按摩者的耐受力是一种重要的参考，老年人气血虚弱，肌肉无力，血管硬化，多骨质疏松，手法宜柔和、轻巧、准确，力到患部。

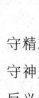 **精神内守：调匀呼吸，集中注意力**

"精神内守"说的是两个方面，一个是守精，另一个是守神。守精就是说大家要把人体宝贵的"精"守在体内不让它外露。那守神是什么意思呢？其反义词就是失神。失神就是说这个人恍恍惚惚的，心不在焉，再严重点叫失魂落魄，就像老百姓说的"这人跟丢了魂儿似的"。这种人的表现还有注意力极不集中，没有办法集中精力

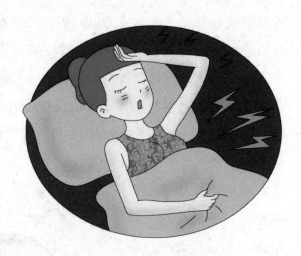

去完成一项工作，总是坐卧不安，然后翻来覆去睡不着觉。

要做到"精神内守"，首先，要有积累，你的仓库里面要有"粮"。其次，"神"如果待在你的体内，外面有点风吹草动，"神"的反应就很快，什么病毒、细菌、虚邪、贼风，它马上就把它们赶出去了。按摩亦是如此，调匀呼吸、集中注意力是按摩补益施法者和使用按摩方法实施自我补益者必须做到的。

在自我按摩补益时，只有在注意力集中、呼吸均匀的情况下才能细心体会到机体在实行了自我按摩后的反应、变化，从而及时调整按摩手法、力度、频率等，以收到预期的效果。

在给他人使用按摩的方法进行补益时，施法者更要集中注意力，仔细观察和了解被按摩者的感受及机体的反应，以调整和改变自己的手法。不可边按摩边聊天说笑，也不可按按停停，或随意中

断治疗去干别的事，而要精力集中、连续完成预定的全部程序，以确保按摩补益的效果。

 ## 时间适当：早生阳气，晚除疲劳

按摩补益，无论是自我按摩，还是家庭成员之间的相互按摩，一般均宜安排在早、晚进行，效果尤佳。一是一般白天要工作，时间较紧，而早、晚尤其是晚上时间相对宽裕，有利于集中精力静下心来实施按摩。二是因为历代养生家认为，早晨是阳气生发之时，此时实施自我按摩可以外引阳气，振奋精神；晚上按摩则有利于消除疲劳，促进睡眠，提高睡眠的质量。

清晨，一天中最美好的时刻。不过很多人都有赖床的小毛病，这对健康没有什么好处。赖床会使人漫无边际地胡思乱想，起床后，头昏沉沉的，什么事也干不下去。因为赖床也需要用脑，消耗大量的氧，以致脑组织出现了暂时性的"营养不良"。与其这样，还不如趁着已经醒来，但又不想起床的这一会儿时间，做点有益健康的按摩运动——早晨醒来，不要马上睁开双眼，而须先静养半分钟，使机体的苏醒有个自然的准备意识。然后，把双手搓热轻捂双目，再进行圆圈形的按摩，顺、逆方向各36次。然后，眼球按上下、左右和圆周形的顺序缓慢转动18次，再开目，远眺房间天花板，时间1～2分钟。做完这一节之后，会顿觉自己心明眼亮，神清气爽，十分舒适。

到了冬天，有的人一整天都手脚冰凉，下班回家感觉脚胀胀的，很疲惫，连和家人说话的心思都没有。这时如果给小腿、脚和足底进行全方位的揉捏按摩，能促进血液循环，令一天的疲劳一扫而光。晚饭后不要立即按摩，最好在睡觉前1个小时夫妻之间进行相互按摩。每次按摩时间应限制在30分钟左右，手法不能过重。按摩时，要尽量放松，暗示自己正在享受，以获得更多的快乐及更好地消除疲劳。

最后提醒一点，无论是自我按摩，还是家庭成员间的相互按摩，都要注意选择温暖无风的舒适环境。若在冬天按摩，更要注意施法时先将双手搓热后再进行；夏天按摩，不可将电扇、空调的风直对着被按摩者。

 ## 循序渐进：持之以恒才是硬道理

在养生保健方面，无论是运动养生还是饮食养生都有个持之以恒的问题。按摩补益亦是如此，也需循序渐进，持之以恒。如果三天打鱼，两天晒网，或一曝十寒，是不可能收到好的效果的。例如摩腹，如果从来没有做过按摩的人，一开始要认真地摩一二百遍还是很累的。因此，开始时用力可小一些，按摩的次数少一些，以后再逐渐增加。

另外，按摩一段时间后，补益的效果可能不明显，或开始效果明显，以后并不十分明显，因此有的人就丧失信心，这是不可取的。例如擦腰，擦腰可以舒筋通络，缓解腰肌痉挛与腰部疼痛，但要每天早、晚各1次，坚持不懈，才能见到成效。先把两手搓热，以两手掌面紧贴腰部脊柱两旁，直线往返摩擦腰部两侧，一上一下为1遍，连做108～180遍，直到腰部的热感越来越强而达整个腰部。坚持摩擦腰部，可使腰部活动灵活，健壮有力。事实上，按摩补益与饮食补益等其他补益方法一样，有的能立竿见影，有的需要相当长的时间，有的甚至要终生坚持。按摩补益健身，则更需长期坚持，持之以恒，才能达到健康长寿的目的。

别入雷区：十种人群忌做按摩

现如今，按摩得到了广泛的应用，不仅可以在疲乏的时候通过按摩使精神振奋，起到兴奋剂的作用，还可使患者安静下来，起到镇静剂的作用。此外，按摩有利于循环系统和新陈代谢，对于一般慢性病或身体过度虚弱的患者，是比较安全可靠的；对于不便吃药的孩子，按摩可增强小儿体质，起到预防保健的作用；对于某些复杂疾病，还可配合针灸、药物治疗；但是对于一些急性的或高烧的传染病，或脏器有病变，如伤寒、肺炎、肺结核等，按摩只能起配合作用。如果患有肿瘤或急性化脓性阑尾炎、胆道蛔虫引起的胆囊炎等，发病凶急，应速转医院急诊，绝不可应用按摩而延误病情；对于闭经两个月左右，突然发生下腹部剧烈疼痛的已婚妇女，为了确诊是否有宫外孕或其他急性病发作的可能应速送医院抢救，不要耽误。

因此，务必要在施行按摩前，通过系统检查把可疑因素排除，以防止未祛病反添乱。要注意有些病是有按摩禁忌的，有些病则在按摩时不能使用某些手法。以下几种主要疾病与情况应视为"雷区"：

①有严重心、脑、肺疾患的患者。

②年老体弱、病重、极度虚弱经不起按摩者。

③妊娠3个月以上的孕妇。

④一些感染性疾病，如化脓性骨关节炎、脊髓炎、丹毒等。

⑤有出血倾向的血液病患者。

⑥局部有皮肤破损或皮肤病的患者。

⑦诊断尚不明确的急性脊柱损伤伴有脊髓症状的患者。

⑧急性软组织损伤且局部肿胀严重的患者（如急性脚扭伤）。

⑨可疑或已经明确诊断有骨关节或软组织肿瘤的患者。

⑩有精神疾病且又不能和医者合作的患者。

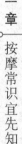

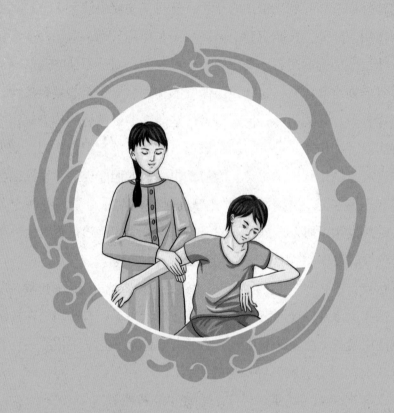

第二章

按摩来把五脏养

一个人身体是否健康，与五脏功能的强弱密切相关。中医学认为，人体的穴位是脏腑经络之气输注于体表的特殊部位，通过对人体体表的穴位进行按摩，可以滋养我们的五脏，使之正常地工作。日常生活中，我们不能等到体内的脏腑出现不适时才想到这些特效穴，休闲之时，动动双手，你就会收获一份意想不到的健康之礼。

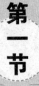
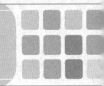
心脏号称君主之官，一家之主，一国之君，压阵五脏，统合生命。生命神韵——人体随时适应自然、社会的变化，并及时做出调节、应对的总指挥，是心。中医按摩供养人体"君主"，清除疾病隐患。

 ## 神门穴：拇指按压怡心安神心不烦

【穴位介绍】神门穴是手少阴心经的穴位之一，位于腕部，腕掌侧横纹尺侧端，尺侧腕屈肌腱的桡侧凹陷处。

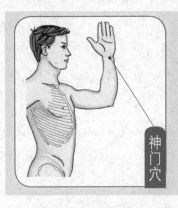

神门穴

【经穴定位】在腕部，腕掌侧横纹尺侧端，尺侧腕屈肌腱的桡侧凹陷处。

【简易取穴】位于腕部，手掌微屈，掌心向上，掌面靠近小指侧，可以摸到一条突起的腱，是尺侧腕屈肌腱，其与腕掌侧横纹相交处即是。

【养生说明】神门穴是心经的原穴，其作用相当于储藏心经之气的仓库，具有镇定安神的作用，从其穴位名称中就可看出，这处穴位是"人神"进出的门，所以经常被中医用来调养心慌、心悸以及失眠、心烦。

【按摩调治】用双手拇指按压神门穴，每次2分钟左右，每日2次，力度适中。

健脑操：轻轻按摩活血通经不健忘

【养生说明】随着年龄的增长，脑的机能开始渐渐衰退，25岁前后记忆力开始正式下降。如果注意健脑，是可以减缓衰老、增强脑的记忆力的。下面介绍的这套健脑操包括三式，通过按摩、搓揉脑部的各个部位，可促进脑神经细胞功能活化，从而获得全身血液活络与脑循环顺畅的双重功效，达到预防健忘与痴呆的效果。

【按摩调治】

第一式：搓擦脑额

以掌心搓擦两眉上脑额10余次。

第二式：叩头、揉发根

先以双手十指轻叩整个头部10余次，继之以十指稍用力揉擦整个发根10余次。

第三式："梳头"、揉太阳、摩百会

太阳穴在两眼外旁两指处，百会穴位于头顶正中，分别各按摩10余次。两手十指从前发际到后发际，做"梳头"动作12次；然后两手拇指按在两侧太阳穴，其余四指顶住头顶，由上而下、由下而上做直线按摩12次；最后，两拇指在太阳穴，用较强的力量做旋转按动，先顺时针转，后逆时针转，各12次。

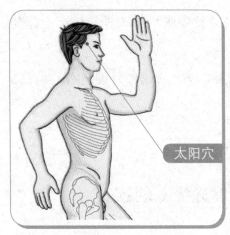
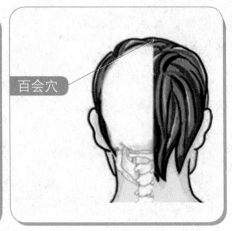

太阳穴

百会穴

按摩五法：临睡前照章行事不失眠

【养生说明】临睡之前做穴位按摩有帮助睡眠的作用，还可以调解经脉和脏腑。值得注意的是，用按摩调理失眠，不宜用叩砸、提弹等兴奋手法，应采用有镇静安神作用的缓慢、轻柔的表面按摩或深部按摩。

【按摩调治】

（1）患者取仰卧位，施法者坐于患者头部上方，以右手示指、中指点按睛明穴3～5次后，以一指或双拇指推法，自印堂穴向两侧沿眉弓、前额推至两太阳穴处，操作5～10分钟。然后双手拇指分别抵于两侧太阳穴，换用余下四指推擦脑后部风池穴至颈部两侧，重复2遍，再以双拇指尖点按百会穴。

（2）患者取坐位，施法者站于患者右侧，用右手五指分别置于头部督脉、膀胱经及胆经上，自前发际推向后发际5～7次，然后施法者站在患者之后，沿两侧之胸锁乳突肌拿捏，拿肩井穴3～5次。

（3）患者取俯卧位，施法者在其背部用滚法，操作3～5分钟。心脾亏损者，可多按揉心俞穴、脾俞穴；肾虚者，可多按揉肾俞穴（腰部两侧）、关元俞穴，最后再点按神门穴、足三里穴、三阴交穴。

（4）自我按摩，可在每晚临睡前，坐于床上进行如下按摩：①揉百会穴50次。②擦拭肾俞穴50次。③摩脐下气海穴、关元穴50次。④揉按足三里穴、三阴交穴各50次。⑤仰卧于床上做细而均匀的深呼吸30次，全身放松，意守丹田即可入睡。

（5）每晚临睡前先揉足三里穴、三阴交穴，每穴1分钟，再掐按内关穴、神门穴1分钟，再用双手掌根部揉擦背部，以有热感为宜，重点按揉心俞穴、脾俞穴、肝俞穴。最后平卧闭目养神，不生杂念，用拇指、示指按揉双侧睛明穴，连续揉按3～5分钟即可产生睡意。

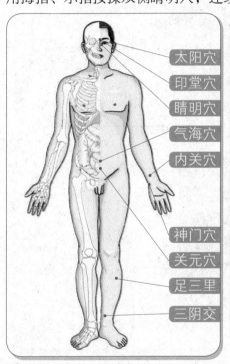

太阳穴
印堂穴
睛明穴
气海穴
内关穴
神门穴
关元穴
足三里
三阴交

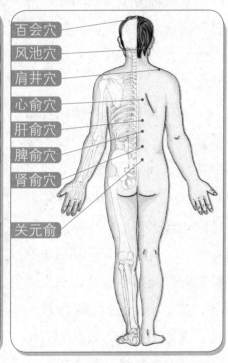

百会穴
风池穴
肩井穴
心俞穴
肝俞穴
脾俞穴
肾俞穴
关元俞

四招按摩法：让你告别心慌气短

【养生说明】中医管心慌叫"心悸"，认为与心气不足有关。

心气就相当于心脏的发动机，动力不够，心脏就会运行不稳，出现发慌。心慌气短的症状多见于女性，每天在家做些自我按摩对缓解心慌、胸闷、气短、心跳时快时慢等各种症状有独特的疗效，且无任何副作用。

【按摩调治】

（1）按内关。用大拇指的指尖，向下由轻到重，反复按压50下。出门在外感到心慌时，不妨将内关穴作为"急救穴"试试。研究证明，经常按压内关穴，还有改善心脏功能的作用。

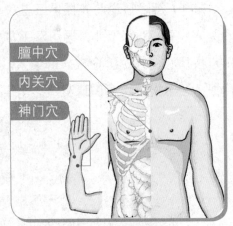

（2）拨神门。找神门穴要手掌朝上，在手腕腕横纹内侧尽头凹陷处，点拨这个地方有酸沉感。可与按压内关穴结合，每次5分钟。

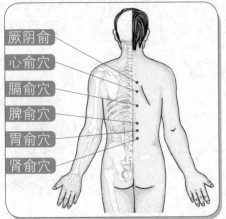

（3）摩前胸。先用两手掌根推胸前部和心前区，从上到下，推20遍。也可以先推一侧，再推另一侧，最后用右手大鱼际顺时针揉按膻中穴①。这个方法可起到宽胸理气、温通心阳的作用。

（4）推背俞。这个操作需要家人来做。推拿前先找准背部的两

①胸前两个乳头之间。

条经络，即脊柱正中的督脉两旁的膀胱经。先用手掌的掌根沿着两条经络，从上往下推按5遍。重点点按厥阴俞穴、心俞穴[2]，以及下面的膈俞穴、脾俞穴、胃俞穴、肾俞穴，每个穴位点按1分钟。最后用掌根上下来回推搓两条经络，搓到发热为止。推背俞有提振阳气、疏通经络的作用，对防治心绞痛、心律失常有效。

 天池穴：心烦、气喘、胸闷就找它

【穴位介绍】天池穴属于手厥阴心包经中的首个穴位，在胸部，当第4肋间隙，乳头外1寸，前正中线旁开5寸。

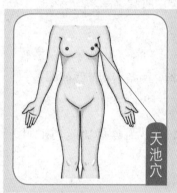

天池穴

【经穴定位】在胸部，当第4肋间隙，乳头外1寸，前正中线旁开5寸。

【简易取穴】位于胸部，锁骨向下数至第4肋骨间隙，乳头旁1寸处即是。

【养生说明】自汗者多伴有阳气不足的表现，如面色苍白、肢冷、少气懒言、肢倦乏力、脉虚等。盗汗者常伴有阴虚内热的表现，如面色潮红、咳嗽少痰、心烦失眠、舌质瘦红苔少、脉细数等。天池穴有宽胸理气、活血化瘀的功效，长期坚持按摩天池穴，可有效防治心烦、气喘、胸闷等疾病。

【按摩调治】以顺时针方向用手掌根旋转按摩，再以逆时针方

②第4、5胸椎棘突旁开1.5寸。

向用手掌根旋转按摩，力度以产生酸胀、微痛感为宜，每次1~3分钟。

 内关、足三里穴：按摩理气解心慌、胸闷

【穴位介绍】内关穴属手厥阴心包经，位于前臂正中，腕横纹上2寸，在桡侧腕屈肌腱同掌长肌腱之间取穴。

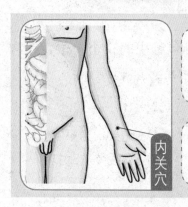

【经穴定位】在前臂掌侧，当曲泽穴与大陵穴的连线上，腕横纹上2寸，掌长肌腱与桡侧腕屈肌腱之间。

【简易取穴】前臂微屈握拳，从腕横纹向上量取3横指，两条索状筋之间即是。

足三里穴属足阳明胃经，在小腿前外侧，当犊鼻下3寸，距胫骨前缘1横指（中指）。

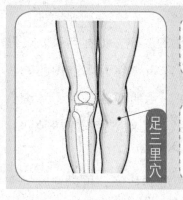

【经穴定位】在小腿前外侧，当犊鼻下3寸，距胫骨前缘1横指（中指）。

【简易取穴】取站位弯腰，将同侧手虎口围住髌骨上外缘，其余四指向下，中指指尖处即是。

【养生说明】心慌、胸闷均属心虚表现，中医称胸阳不振，主要由心气虚所致，常见的症状有心慌、烦躁或是胆怯、胸闷或胸痛、气短、睡眠不佳等。内关穴是心脏的保健要穴，能够宁心安神，尤其老年人是心血管疾病的高发人群，经常按一按内关穴能起到很好的保健作用。最好再加按足三里穴，也可以揉前胸、后背，这些都能够起到疏通经络、预防保健的作用。

【按摩调治】用手指指腹垂直按压，拿捏内关穴，每次2分钟，每日2次。按压内关穴力道要适当，不可太强，以酸胀为佳。再用双手手指指腹用力按压足三里穴，或者手掌打开，握住腿部，用拇指按压此穴，力度可稍微大一点，每日2次，每次5分钟。

风池百会连中冲，不再昏沉有精神

【穴位介绍】风池穴为足少阳胆经穴位，位于项部，当枕骨之下，与风府穴（后发际正中直上1寸）相平，胸锁乳突肌与斜方肌上端之间的凹陷处。

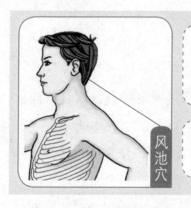

风池穴

【经穴定位】在项部，当枕骨之下，与风府穴（后发际正中直上1寸）相平，胸锁乳突肌与斜方肌上端之间的凹陷处。

【简易取穴】位于后头骨下缘，两条大筋外缘陷窝中，与耳垂平行处即是。

百会穴为督脉之要穴，在头部，当前发际正中直上5寸，或两耳尖连线中点处。

中冲穴属手厥阴心包经，在手中指末节尖端中央，距指甲游离缘1分许。

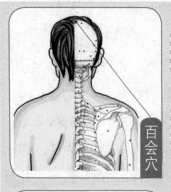

【经穴定位】在头部，当前发际正中直上5寸，或两耳尖连线中点处。

【简易取穴】取正坐位，两耳尖与头正中线相交处，按压有凹陷处即是。

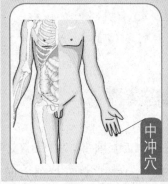

【经穴定位】在手中指末节尖端中央。

【简易取穴】位于中指，在手中指指腹靠近指甲，尖端中央处即是。

【养生说明】昏沉多表现为头脑迷糊，神志不清。很多人为了玩得尽兴，夜间赶路或熬夜狂欢，一路下来，头脑昏昏沉沉不说，眼睛酸胀不适，记忆力也下降了许多。百会穴是调节大脑功能的要穴；风池穴能清热、醒脑、防感冒；中冲穴可清热开窍，宁心安神。三穴合用，可帮助患者在较短的时间里激发神志，恢复精神。

【按摩调治】用拇指、示指按压风池穴，每次5~10秒，可持续2~3分钟，力度以产生酸、胀、痛的感觉为宜，重按时鼻腔还会有酸胀感。

按摩头顶中央的百会穴，每次按顺时针方向和逆时针方向各按摩50圈，每日2~3次。

先用左手揉捏右手的中冲穴1分钟，再用右手揉捏左手的中冲穴1分钟，坚持每天按摩。

【穴位介绍】百会穴在头部，当前发际正中直上 5 寸，或两耳尖连线中点处。

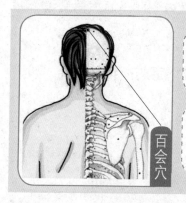

【经穴定位】在头部，当前发际正中直上 5 寸，或两耳尖连线中点处。

【简易取穴】取正坐位，两耳尖与头正中线相交处，按压有凹陷处即是。

内关穴在掌侧中线距手腕横纹3指处。

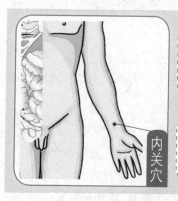

【经穴定位】在前臂掌侧，当曲泽穴与大陵穴的连线上，腕横纹上 2 寸，掌长肌腱与桡侧腕屈肌腱之间。

【简易取穴】前臂微屈握拳，从腕横纹向上量取3横指，两条索状筋之间即是。

太冲穴位于足背侧脚部第1趾跖骨与第2趾跖骨凹陷处。

【养生说明】眩晕是目眩和头晕的总称，以眼花、视物不清和昏暗发黑为眩；以视物旋转，或如天旋地转不能站立为晕，因两者常同时并见，故称眩晕。百会穴、内关穴是养心、护脑的要穴。日常生活中，用手刺激按摩百会穴、内关穴，配合肝经上的太冲穴，有预防眩晕的功效。

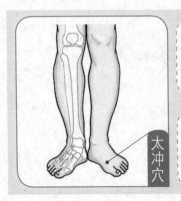

【经穴定位】在足背侧，当第1跖骨间隙的后方凹陷处。

【简易取穴】位于足背侧，从第1、2趾间沿第1跖骨内侧向小腿方向触摸，摸到凹陷处即是。

太冲穴

【按摩调治】日常生活中，用梳子或用手刺激按摩百会穴、内关穴、太冲穴，能预防眩晕。

 神堂穴：轻揉5分钟，气喘胸闷去无踪

【穴位介绍】神堂穴是足太阳膀胱经的第44个穴位，位于人体的背部，当第5胸椎棘突下，旁开3寸处。

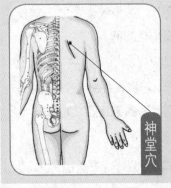

【经穴定位】在背部，当第5胸椎棘突下，旁开3寸处。

【简易取穴】侧卧位，先在背部找到第7颈椎，再向下数5个突起脊椎骨，为第5胸椎，在其棘突下旁开4横指处即是。

神堂穴

【养生说明】神堂穴具有宁心安神、调理肺胃、止咳平喘、理气止痛、通经活络的功效。适用于气喘、胸闷、咳嗽、脊背强直等病症。对低血压、心情烦躁也有很好的调理作用。配膻中穴可治胸闷。

【按摩调治】用双手拇指按压神堂穴30～60次，早、晚各1次，以有酸胀感为宜。

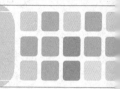

第二节 养肝护肝怎么按

肝为将军之官，开窍于目，其华在爪，主疏泄，性喜条达而恶抑郁。肝的任务就是保持人体全身气机疏通畅达，通过特定穴位按摩，可起到滋阴补血的功效，进而达到养肝、补肝的目的。

 中封穴：清泻肝胆，保养精血之要穴

【穴位介绍】中封穴在内踝前，胫骨前肌腱的内侧缘凹陷处。

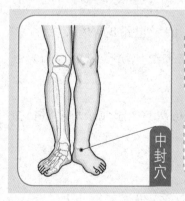
中封穴

【经穴定位】在足背侧，当足内踝前，商丘穴与解溪穴连线之间，胫骨前肌腱的内侧凹陷处。

【简易取穴】脚背用力伸直，足趾上翘，足背可见一大筋，其内侧，足内踝前下方凹陷处即是。

【养生说明】中封穴为足厥阴肝经之要穴，具有清泻肝胆、补脾益肾、通利下焦、舒筋通络的功效。主治内踝肿痛、足冷、小腹痛、肝炎、小便不利等症。此穴是神与魂之封地，肝主筋，

043

男子阳器为宗筋会聚之所，肝气血旺盛通畅，阳器才能行其令，故中封穴治疗男科疾病有良效。

【按摩调治】用拇指指端用力按中封穴，每次3分钟，以有酸胀感为宜。

 ## 蠡沟穴：疏肝理气、调经止带治瘙痒

【穴位介绍】蠡沟穴在小腿内侧，内踝尖上5寸，胫骨内侧面的中央。

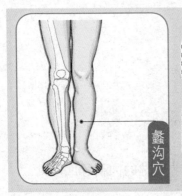

【经穴定位】在小腿内侧，当足内踝尖上5寸，胫骨内侧面的中央。

【简易取穴】位于小腿内侧，足内踝尖垂直向上7横指，胫骨内侧面凹陷处即是。

蠡沟穴

【养生说明】蠡沟穴具有疏肝理气、调经止带的功效，治疗瘙痒症特别有效，凡是阴囊湿疹、阴道瘙痒等湿热病，多按蠡沟穴就会有效。

【按摩调治】用拇指指腹揉按此穴，每次1~3分钟，长期坚持按摩，治疗瘙痒症的效果更好。

 ## 足五里穴：疏肝理气，通利小便效果好

【穴位介绍】足五里穴在大腿内侧，当气冲穴（脐中下5寸，距前

正中线2寸）直下3寸，大腿根部，耻骨结节的下方，长收肌的外缘。

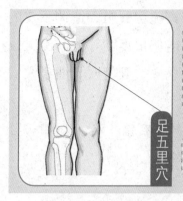

【经穴定位】在大腿内侧，当气冲穴（脐中下5寸，距正中线2寸）直下3寸，大腿根部，耻骨结节的下方，长收肌的外缘。

【简易取穴】位于大腿内侧，先找到气冲穴，垂直向下4横指处即是。

【养生说明】足五里穴有疏肝理气、行气提神、清利小便的功效。适用于小腹胀痛、小便不通、阴挺、睾丸肿痛、嗜卧、四肢倦怠、腰酸背痛、阴囊湿痒、尿频、尿急等病症。

【按摩调治】闲暇时，四指并拢由下而上揉按足五里穴3~5分钟，以有酸胀、疼痛的感觉为宜。长期坚持按摩，不仅能疏肝理气，还能缓解小便不利，改善肾脏和膀胱的亚健康状态。

急脉穴：疏理肝胆，急性腹痛就按它

【穴位介绍】急脉穴在腹股沟区，横平耻骨联合上缘，前正中线旁开2.5寸。

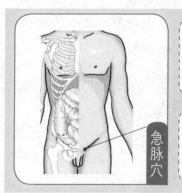

【经穴定位】在耻骨结节的外侧，当气冲穴外下腹股沟股动脉搏动处，前正中线旁开2.5寸。

【简易取穴】位于腹股沟，平卧，摸至有动脉搏动处，当正中线旁开4横指处即是。

【养生说明】急，急促；脉，脉气。急脉穴意指肝经气血在此吸热后化为强劲的风气，故名。此穴有疏理肝胆、通调下焦的功效。主治小腹痛、疝气、阴茎痛、股内侧部疼痛等症。配大敦穴治疝气、阴挺、阴茎痛、阳痿；配阴包穴、箕门穴、曲泉穴、足五里穴治下肢痿瘫、小儿麻痹。

【按摩调治】闲暇时，用中指指腹轻揉左右急脉穴，每次1~3分钟，可疏理肝胆，改善精力减退、腰腿寒冷。

章门穴：疏肝健脾，腹胀按之效如神

【穴位介绍】章门穴在侧腹部，第11肋游离端的下际。

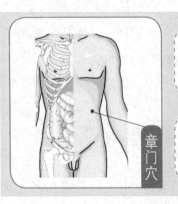

章门穴

【经穴定位】在胸部，当乳头直下，第6肋间隙，前正中线旁开4寸。

【简易取穴】位于侧腹部，正坐屈肘合腋，肘尖相对肋骨处即是。

【养生说明】章门穴作为肝经的大穴，有疏肝健脾、理气散结的功效，它的一个最大的作用就是退黄疸，强化肝功能。如经常感到压抑、酗酒等人群，都可以时不时地刺激章门穴。

【按摩调治】腹痛、腹胀时用手掌大鱼际处揉按章门穴，左、右各揉按3~5分钟，可以有效缓解不适症状。

曲池、太冲穴：平肝潜阳，肢体不麻木

【穴位介绍】曲池穴为手阳明大肠经穴位，在肘横纹外侧端，屈肘，当尺泽穴与肱骨外上髁连线中点。

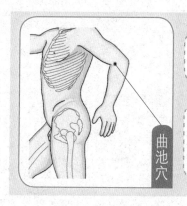

【经穴定位】在肘横纹外侧端，屈肘，当尺泽穴与肱骨外上髁连线中点。

【简易取穴】正坐，手肘弯曲，成直角，找到横纹终点，再找到肱骨外上髁，两者连线中点处即是。

太冲穴是足厥阴肝经上的穴位，在足背侧，当第1跖骨间隙的后方凹陷处。

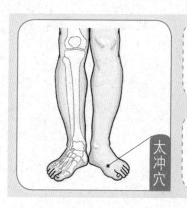

【经穴定位】在足背侧，当第1跖骨间隙的后方凹陷处。

【简易取穴】位于足背侧，从第1、2足趾间沿第1跖骨内侧向小腿方向触摸，摸到凹陷处即是。

【养生说明】肢体麻木，是指肢体对外界的刺激，如对冷、热、痛等感觉的丧失，与神经有关。从中医的观点来看，麻木，多属于气血经络的毛病，因为气虚、血虚所造成的血液运行不畅、血液量不足。曲池穴有通腑泄热、调和气血之功；太冲穴具备调和气血、疏肝理气、平肝熄风的功效。刺激曲池穴、太冲穴可调气降逆、平肝潜阳，从而对肢体麻木起到良好的调养作用。

【按摩调治】用大拇指逆时针按揉双侧曲池穴、太冲穴。每穴按揉5～15分钟。

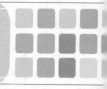

养脾健胃怎么按

中医学认为，脾胃是消化系统的主要脏器，"四季脾旺不受邪"，即脾胃功能强的人抵抗力强，不易生病。脾胃虚弱的话，按摩健脾益胃的穴位较好，足三里穴、攒竹穴、梁门穴、膻中穴等可轮番上阵。

 ## 足三里穴：肚子疼靠它来缓解

【穴位介绍】足三里穴属足阳明胃经，是中医经穴治疗中涉及范围最广的穴位之一，在小腿前外侧，当犊鼻下 3 寸，距胫骨前缘1横指（中指）。

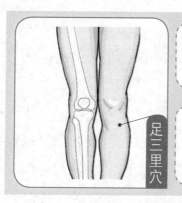

足三里穴

【经穴定位】在小腿前外侧，当犊鼻下 3 寸，距胫骨前缘1横指（中指）。

【简易取穴】站直弯腰，同侧虎口围住髌骨上外缘，其余四指向下，中指指尖处即是。

【养生说明】在人体所有穴位中，最著名的是足三里穴。大家都

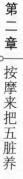

第二章 按摩来把五脏养

049

知道，足三里穴是一个强壮身心的大穴，经常按压可以调和脾胃，强身健体，益寿延年。《四总穴歌》中说："肚腹三里留。"意思是说，凡是肚子、腹部的病痛，都可以通过足三里穴来缓解。

【按摩调治】足三里穴亦可写作"足三理"，就是理上、理中、理下。胃处在肚腹的上部，胃胀、胃脘疼痛的时候就要"理上"，按足三里穴的时候要同时往上方使劲；腹部正中出现不适，就需要"理中"，只需往内按；小腹在肚腹的下部，小腹上的病痛，要在按住足三里穴的同时往下方使劲，这叫"理下"。每天闲暇之余，用大拇指或中指在足三里穴处按压，每次按压5～10分钟，每分钟按压15～20次，按压力度以有针刺样的酸胀、发热感为宜。

 ## 示指掌面：推小儿肝经主治脾虚泄泻

【穴位介绍】肝经（肝木）位于示指掌面。

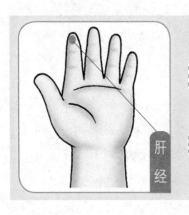

肝经

【经穴定位】示指末节指纹面。

【简易取穴】示指指腹处即是。

【养生说明】脾虚泄泻是由脾气虚，或病后过服寒凉，或饮食失节，或劳倦伤脾所致。表现为食后脘腹饱胀、腹泻、泻下不消化物、消瘦、乏力。补肝经和清肝经统称推肝经。推肝经主要调理小儿惊风抽搐、目赤、伤风感冒、脾虚泄泻、肝炎等症。

【按摩调治】

（1）补肝经：旋推为补肝经，即在患者示指指面上旋推，补100～200次。

（2）清肝经：由指尖向指根直推，清100～300次。

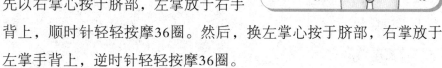
脐部按摩：促进胃肠蠕动，调治便溏

【养生说明】便溏多见于脾虚，指大便不成形，形似溏泥，俗称薄粪。与腹泻不同，一般排便次数可不增多，也可稍有增多；大便排泄不畅，或有排不尽的感受为大便黏滞不爽。两者可单独存在，有时也可交替发生。按摩脐部可促进胃肠蠕动，有助于消化、吸收，大便溏泻者可调，秘结者可通。

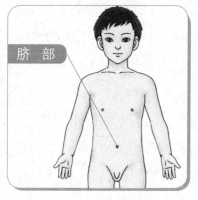

脐 部

【按摩调治】仰卧，两腿弓起，先以右掌心按于脐部，左掌放于右手背上，顺时针轻轻按摩36圈。然后，换左掌心按于脐部，右掌放于左掌手背上，逆时针轻轻按摩36圈。

腹部按摩：揉按调治手心、脚心出汗

【养生说明】若情绪紧张、激动或害怕，手心或脚心就容易出汗，中医学认为，这是脾失运化、脾胃湿热、血虚的表现。手心、脚心出汗者可以每天餐后按摩腹部，坚持进行，持之以恒，便会在手掌一揉一按期间，调理好脾胃，让手心、脚心不再出汗。

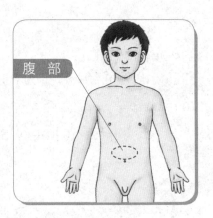

腹部

【按摩调治】用右手先顺时针按摩腹部30圈，再逆时针按摩腹部30圈。手心、脚心出汗者要少吃，尽量不吃冷食，如冰激凌、冷饮等。

 ## 摩腹清脾，止住孩子流口水做得到

【养生说明】婴儿时期，因其口腔浅，不会调节口内过多的唾液，所以只要口水多了就会流出口外。另外，不少宝宝喜欢吮吸指头、橡皮奶嘴等，这也刺激了唾液腺的分泌，使口水增多。中医学认为，本症主要是由于脾胃虚寒、脾胃积热、心脾郁热及脾胃气虚等使涎液不能被正常制约而流出口外所致。常见症状为小儿涎液增多，自动流出口外，由于长期流出口水，致使口腔周围潮红，甚至发生糜烂，尤其以两侧的口角为明显。摩腹清脾可有效治疗孩子的以上不适症状。

【按摩调治】

1. 常用手法

（1）患儿仰卧，家长以掌心在腹部做顺时针方向团摩5分钟。

（2）患儿仰卧，家长以两手大拇指自中脘至脐推摩。

（3）清补脾经各100次，揉板门穴300次。

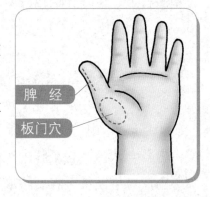

脾经

板门穴

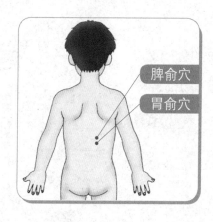

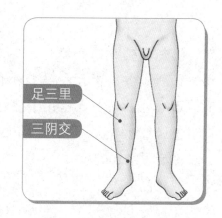

（4）患儿俯卧，家长以中指指腹按揉脾俞穴、胃俞穴各1分钟。

（5）按揉足三里穴、三阴交穴各1分钟。

2. 随证加减

（1）脾胃虚寒型：症见流涎不止，涎液清稀，面色苍白，四肢不温，大便稀薄，小便清长，舌质淡，苔白而滑。常用手法：

①补脾经300次。

②掐揉四横纹100次，揉外劳宫穴100次。

③推三关穴100次，揉小天心穴200次。

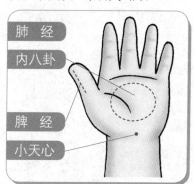

（2）脾胃气虚型：症见流涎清稀，面色萎黄，食欲缺乏，体倦乏力，舌质淡，苔薄白。常用手法：

①补脾经300次。

②补肺经300次。

③推三关穴300次。

④推四横纹100次，运内八卦100次。

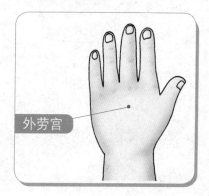

（3）脾胃积热型：症见小儿流

涎，涎热而黏，口角糜烂，口臭而渴，烦躁不安，大便秘结，小便短赤，舌质红，苔黄。常用手法：

①退六腑200次，清天河水100次。

②清胃经200次。

③揉涌泉穴100次。

（4）心脾郁热型：症见小儿口涎外流，涎液黏稠而热，心烦不安，口赤口臭，大便干结，小便短赤，舌质红，苔薄黄。常用手法：

①清小肠经300次，退六腑200次。

②清心经200次。

③揉小天心穴100次。

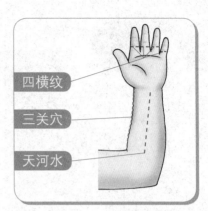

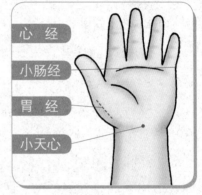

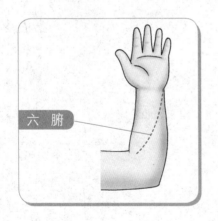

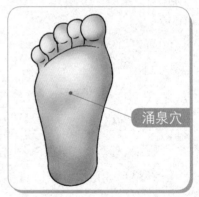

 捏脊、摩腹等，食欲缺乏"综合整治"

【养生说明】食欲缺乏表现为进食数量少和进食质量差，简单地讲就是吃饭不太好。此症状多见于小儿。正常人饮食有节，起居有常，不妄作劳，则能形与神俱。若生活起居有逆生理，或过食甘肥厚腻，以酒为浆，以妄为常，醇酒甘肥过度，伐伤脾胃，使胃气受伤，则胃气不能主腐熟，纳消之能，则不思饮食。

　　捏脊是促进宝宝生长发育的妙法。目前，许多医师都用这种方法调治厌食、消化不良等小儿常见症状，其效果显著，简便易行，在家里就可以操作。另外，摩腹可强健脾胃，使胃肠有通畅和舒服之感，持之以恒就会收到明显的效果。

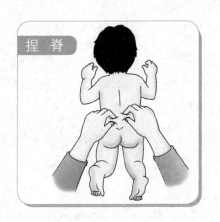

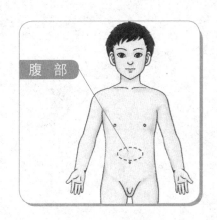

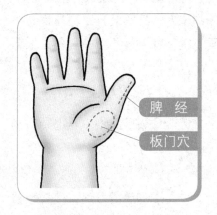

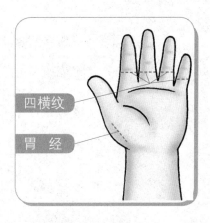

【按摩调治】捏脊5天，摩腹4天，按板门穴，点揉横四纹，清补脾经，清胃经2天。

【穴位介绍】不容穴属于足阳明胃经，在上腹部，当脐中上6寸，距前正中线2寸。

承满穴属于足阳明胃经，在上腹部，当脐中上5寸，距前正中

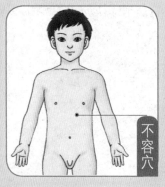

不容穴

【经穴定位】在上腹部，当脐中上6寸，距前正中线2寸。

【简易取穴】仰卧或直立，在上腹部，摸至肚脐中点上4横指处，再旁开3横指，按压有酸胀感处即是。

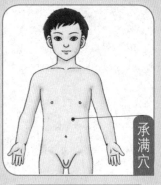

承满穴

【经穴定位】在上腹部，当脐中上5寸，距前正中线2寸。

【简易取穴】仰卧或直立，先找到不容穴，垂直向下量1横指，按压有酸胀感处即是。

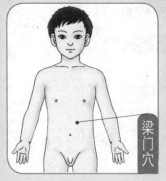

梁门穴

【经穴定位】在上腹部，当脐中上4寸，距前正中线2寸。

【简易取穴】仰卧或直立，摸着肚脐与胸剑联合连线的中点，再水平旁开3横指处即是。

线2寸。

梁门穴属于足阳明胃经，在上腹部，当脐中上4寸，距前正中线2寸。

【养生说明】正常人胃肠道内存在一定量（100～200毫升）的气体，气体多位于胃与结肠内，小肠腔内气体较少，当胃肠道内积聚过量的气体时，称为腹部胀气，简称腹胀。腹胀时应先喝一杯热水以缓解不适，再进行腹部穴位自我按摩，刺激消化。腹部穴位按摩腹胀取不容穴、承满穴和梁门穴。

【按摩调治】患者取仰卧位，医者（或患者自行操作）将左手置于右手之上，掌心向下放于不容穴处，沿逆时针方向用中等力度旋转按揉，边揉边慢慢向下直滑行至脐中上5寸承满穴处，再向下直滑至脐上4寸梁门穴处，15分钟为1次。

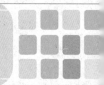

第四节　养肺益气怎么按

中医学认为，肺为"娇脏"，不仅怕热、怕寒，还怕脏、怕燥，喜欢洁净、清润。但是"娇脏"却挑着人体的大梁，担负着极为重要的生理功能——呼吸，人可以一天不吃饭、不喝水，但是绝对不可以一刻不呼吸。所以，但凡和呼吸有关的疾病，如哮喘、咳嗽、感冒等都可以找肺经上的大穴。中医有言，在肺经上敲敲打打就能轻松养肺。

 ## 太渊穴：宽胸理气，排除痰液不咳嗽

【穴位介绍】太渊穴在腕掌侧横纹桡侧，桡动脉搏动处即是。

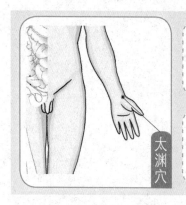

太渊穴

【经穴定位】在腕掌侧横纹桡侧，桡动脉搏动处。

【简易取穴】手臂伸直，掌心向上，在手腕横纹处一手为另一手把脉，摸到桡动脉搏动，桡动脉尺侧即是。

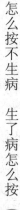
【养生说明】太渊穴为肺之原穴，有通调血脉、止咳祛痰的功效，是诊治体内肺经和肺脏疾病的重要穴位。常用于治疗脾肺两虚

造成的咳嗽、痰多的疾病。现代医学研究发现，太渊穴可以使肺的呼吸机能加强，改善肺的通气量，降低气管阻力，刺激它，可以促进气的运行，让气上行。

【按摩调治】用拇指指腹点按此穴，以感到有酸胀感为佳，并加以揉动，每次3~5分钟。长期坚持按摩，能有效缓解因肺气虚弱引起的咳嗽、哮喘。

肺俞穴：清热理气，平喘宣肺就找它

【穴位介绍】肺俞穴在背部，当第3胸椎棘突下，旁开1.5寸处。

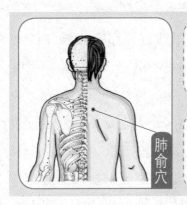

肺俞穴

【经穴定位】在背部，当第3胸椎棘突下，旁开1.5寸。

【简易取穴】低头屈颈，位于颈背交界椎骨高突处，向下数至第3椎体，在其下缘旁开2横指处即是。

【养生说明】肺俞穴有清热理气、平喘宣肺的功效，通过肺俞穴调整肺脏功能，其实就是增强卫气。选用肺俞穴来补充肺功能，就能够加强肺主气的功能和肃降的作用，从而增强对水的控制。肺俞穴除了用于治疗哮喘外，还适用于咳嗽、吐血、潮热、盗汗、鼻塞等症。

【按摩调治】用手掌反复摩擦此穴，或者用双手分推此穴，每次1~3分钟，对调理肺部、缓解哮喘症状很有效。

中府穴：清泻肺热、止咳平喘的要穴

【穴位介绍】中府穴在胸外侧部，云门穴下1寸，平第1肋间隙处，距前正中线6寸。

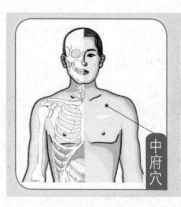

中府穴

【经穴定位】在胸外侧部，云门穴下1寸，平第1肋间隙处，距前正中线6寸。

【简易取穴】两手叉腰，胸廓上部锁骨外侧端下缘的三角形凹陷中心是云门穴，由凹陷正中垂直向下1横指处即是。

【养生说明】中府穴是肺的募穴，即肺脏气血直接输注的地方，最能反映肺的情况，是诊断和治疗肺病的重要穴位之一，具有肃降肺气、清泻肺热、和胃利水、止咳平喘、健脾补气的功效。经常用来治疗咳嗽、气喘、胸痛等，又因此穴是手、足太阴之会，故又能健脾，治疗腹胀、肩背痛等病。配尺泽穴治咳嗽。

【按摩调治】每天先顺时针按揉此穴，再逆时针揉按此穴，各1~3分钟。坚持每天按摩，可以远离胸闷、气喘、肩背痛。但中府穴下方肌肉偏薄，日常保健建议不要使劲，稍稍施力即可。

列缺穴：解决肺阴不足所致单纯性咳嗽

【穴位介绍】列缺穴属于手太阴肺经，在前臂部，桡骨茎突上方，腕横纹上1.5寸处。

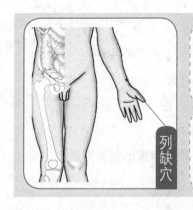

列缺穴

【经穴定位】在前臂桡侧缘，桡骨茎突上方，腕横纹上1.5寸，当肱桡肌与拇长展肌腱之间。

【简易取穴】将两手虎口自然平直交叉，一手示指按在另一手桡骨茎突上，指尖下凹陷中即是。

【养生说明】中医学认为，"五脏六腑皆令人咳"，因而咳嗽症状非常常见。干咳或咽痒，往往是肺阴不足的表现，一方面要止咳，另一方面要滋阴，前者治标，后者治本，列缺穴是肺经的络穴，功效就是止咳，所以只是单纯性的咳嗽，没有其他症状时，只按列缺穴就可以缓解咳嗽的症状了。

【按摩调治】将手拇指肚放在列缺穴处，与示指和中指相对，掐捏36次为1遍，每次施治左、右边各掐捏3～4遍，以局部有酸胀感为佳。

 ## 大椎穴：抵御寒气侵袭，防治风寒感冒

【穴位介绍】大椎穴为督脉穴位，该穴位于人体的颈椎下端，第7颈椎棘突下凹陷处。

【养生说明】咳嗽痰白是很典型的风寒咳嗽，一般发生在冬天，特点是咳嗽、咽痒、咳痰清稀、痰白稀薄、鼻塞、流清涕、舌苔白等，要想防止风寒咳嗽，一定要加强抵御寒气的能力。大椎穴所在的位置是人体所有阳经汇聚之处，具有益气壮阳、祛风除湿、增强机体免疫力的功效，尤其对虚寒和痰浊所致的感冒效果较好。

061

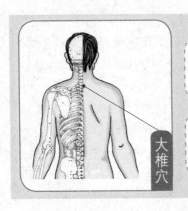

大椎穴

【经穴定位】在后正中线上，第7颈椎棘突下凹陷处。

【简易取穴】低头，位于颈背交界椎骨高突处，椎体下缘凹陷处即是。

【按摩调治】用示指用力按压大椎穴，缓缓吐气，持续数秒，再慢慢放手，如此反复操作10～15次。也可两手向后甩（同侧），用手掌用力拍打大椎穴，以局部有痛感为宜，可反复拍打数次。

 ## 云门穴：清泻肺热，巧治哮喘

【穴位介绍】云门穴在胸前壁外上方，肩胛骨喙突上方，锁骨下窝（胸大肌与三角肌之间）凹陷处。距前正中线6寸，当锁骨外1/3折点下方1横指，中府穴上1寸。

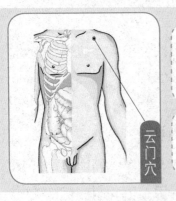

云门穴

【经穴定位】在胸外侧部，肩胛骨喙突上方，锁骨下窝凹陷处，距前正中线6寸。

【简易取穴】两手叉腰，胸廓上部锁骨外侧端下缘的三角形凹陷中心即是。

【养生说明】云门穴的主要作用是传输肺经的气血物质，调节输入肺经及输入肺经以外部分的物质比例，能肃降肺气，清肺理气，泄四肢热，治疗咳嗽、气喘、胸痛。

【按摩调治】每天早起后、晚睡前，端坐，以大拇指或示指按摩云门穴10分钟左右，力度以穴位处有酸麻胀感为宜，每天2～3次，坚持按摩，方可收到效果。与中府穴合用效果更明显。

少商穴：去肺热，治咳嗽痰黄

【穴位介绍】少商穴为手太阴肺经的井穴，在拇指末节桡侧，距指甲角0.1寸。

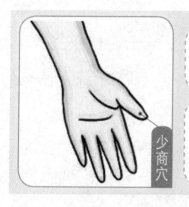

少商穴

【经穴定位】在拇指末节桡侧，距指甲角0.1寸。

【简易取穴】拇指伸直，另一手示指与拇指轻握一手拇指指腹，拇指弯曲掐按拇指指甲角边缘处即是。

【养生说明】咳嗽痰黄说明是肺热之证，治疗肺热之证选择的穴位当然要有泻肺热的作用。少商穴为手太阴肺经的井穴，有清泻肺热、通咽利喉、利湿开窍的功效，可有效防治肺热咳嗽。此外，可防治流行性感冒、腮腺炎、扁桃腺炎、小儿惊风、呃逆等。

【按摩调治】少商穴由于穴区窄小，不好用力，故改用指甲掐按，疼痛感较其他穴位为甚，甚至会出现灼热痛感，均属正常。刺激此穴位时，还可以用棉棒，或者将牙签倒过来使用。

益肾壮骨怎么按

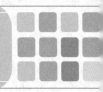

肾是先天之本，健康之源，无论女性还是男性都要关注肾的养生，护好肾是一生大计。养肾、补肾最行之有效的方法是什么呢？中医学认为，可通过按摩达到补肾养生的目的。

京门穴：调节肾气，温煦双肾

【穴位介绍】京门穴在侧腰部，章门穴后1.8寸，第12肋骨游离端的下方。

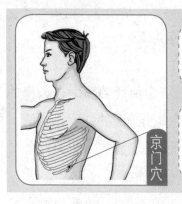

京门穴

【经穴定位】在侧腰部，章门穴后1.8寸，第12肋骨游离端的下方。

【简易取穴】先找到章门穴（正坐，屈肘合腋，肘尖所指即是），位于其后2横指处即是。

【养生说明】京门穴有温阳益肾、健脾通淋的功效。适用于肠鸣、肾炎、泄泻、腹胀、胸胁痛等病症的治疗。配行间穴治腰痛不可久立仰俯；配身柱穴、筋缩穴、命门穴治脊强、脊痛。

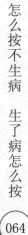

怎么按不生病　生了病怎么按

【按摩调治】用拇指指腹揉按此穴，每次1~3分钟，以有痛感为宜。长期坚持按摩，能有效改善肾虚、肾气不足的症状。此外，人工流产手术后肾气会大受亏损，很容易在经期腹痛、腹泻，从经前一周开始每天刺激京门穴和肾俞穴3~5分钟，可以起到温煦双肾的作用。

腰眼穴：温煦肾阳，腰膝不会再酸软

【穴位介绍】腰眼穴属经外奇穴，在腰部，第4腰椎棘突下，旁开约3.5寸凹陷中，左、右各一穴。

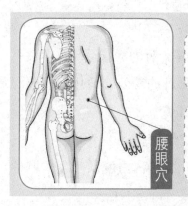

腰眼穴

【经穴定位】位于腰部，第4腰椎棘突下，旁开约3.5寸凹陷中。

【简易取穴】俯卧，两侧髂前上棘水平线与脊柱相交处，旁开约3.5寸凹陷处即是。

【养生说明】腰为肾之府，腰眼穴位于"带脉"，即环绕腰部的经脉之中，是肾脏所在部位。肾脏是喜温不喜寒的，常按摩腰眼穴，能起到温煦肾阳、畅达气血、疏通带脉和强壮腰脊的作用，还能起到固精益肾和延年益寿的作用。

【按摩调治】被按摩者俯卧，按摩者（或者自己）先用两手拇指按压腰眼穴1分钟，再顺时针方向按揉1分钟，然后逆时针方向按揉1分钟。

第二章 按摩来把五脏养

听会穴：促血液循环，防听力减退

【穴位介绍】听会穴为足少阳胆经穴位，在面部，当耳屏间切迹的前方，下颌骨髁突的后缘，张口有凹陷处。

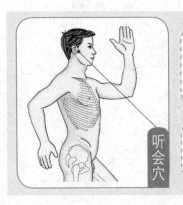

听会穴

【经穴定位】在面部，当耳屏间切迹的前方，下颌骨髁突的后缘，张口有凹陷处。

【简易取穴】位于耳屏下缘前方，张口时凹陷处即是。

【养生说明】中医学认为，肾开窍于耳，听力的减退与肾虚关系密切。按摩听会穴具有通经活络、开窍聪耳的功效，适用于耳鸣、耳聋、齿痛、头痛等疾病。配迎香穴治耳聋气闭。长期坚持按摩，可以增加内耳的血液循环，有保护听力的作用。

【按摩调治】用中指指腹轻轻按摩听会穴，力度以产生酸胀感为宜，每次左、右各按3～5分钟，每日早、晚各1次。

 ## 涌泉穴：补肾固元穴，长寿妙中诀

【穴位介绍】涌泉穴是人体足少阴肾经上一个非常重要的穴位，它位于脚底中线前1/3交点处，即当脚屈趾时，脚底前凹陷处。

【养生说明】对于按摩涌泉穴的养生功效，有歌诀云："三里涌泉穴，长寿妙中诀。睡前按百次，健脾益精血……寿星随手

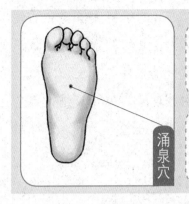

【经穴定位】在足底部，卷足时足前部凹陷处，约当第2、3趾趾缝纹头端与足跟连线的前1/3处。

【简易取穴】取穴时，可采用正坐或仰卧，跷足屈趾，足底前1/3凹陷处，按压有酸痛感即是。

摘。"可见，经常按摩涌泉穴，可以使人肾精充足，耳聪目明，精力充沛，腰膝壮实不软，行走有力。

【按摩调治】在手法上，除了点按涌泉穴外，还可用拇指指腹从足跟推向足尖，每日100～150次。或者用手掌紧贴足心，快速摩擦至发热，两足交替进行。

 关元穴：封藏真元，温煦和激发脏腑

【穴位介绍】关元穴为任脉上的要穴，位于下腹部，前正中线上，从肚脐到耻骨上方画一线，将此线五等分，从肚脐往下3/5处，即是此穴。

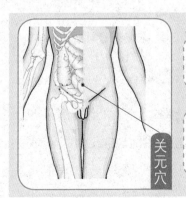

【经穴定位】在下腹部，前正中线上，当脐中下3寸。

【简易取穴】取仰卧位，在下腹部，正中线上，肚脐中央向下4横指处即是。

【养生说明】我们身体里有一种非常重要的维持人体生命活动的基本物质与原动力，叫元气。中医学认为，元气禀于先天，藏在肾中，又依赖后天精气充养，主要功能是推动人体的生长和发育，温煦和激发脏腑、经络等组织、器官的生理功能。关元穴是关藏全身元气的部位，因此，经常按摩关元穴，能够补先天元气，是补肾气的一个好办法。

【按摩调治】将五指略翘起，用温热的掌心对准关元穴轻轻摩擦，注意不要用力去按，一直摩擦到丹田发热。配上中极穴、命门穴、三阴交穴可以辅助调治男子不育、阳痿、遗精、早泄、尿频等症。

太溪穴：汇聚肾经元气，补养效果好

【穴位介绍】太溪穴是肾经的原穴，在足内侧，内踝后方，当内踝尖与跟腱之间的凹陷处。

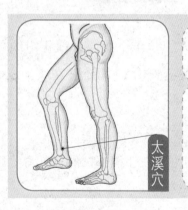

【经穴定位】在足内侧，内踝后方，当内踝尖与跟腱之间的凹陷处。

【简易取穴】取穴时，正坐垂足，在足踝尖与足跟腱（足跟大筋）水平连线的中点按揉，酸痛胀感最明显的地方即是。

【养生说明】肾是人的先天之本，人体的元阴和元阳都来源于它。太溪穴是肾经元气经过和留止的部位，所以古人称太溪穴为"回阳九穴之一"，认为它具有很强的回阳救逆之功。古代很多医家面对垂危的患者，多用这个穴"补肾气，断生死"，如果在这个

穴位上能摸到脉动，说明患者肾气未竭，还可救治；如果没有脉动，就说明患者阴气缠身，比较危险了。

【按摩调治】每次按摩太溪穴5分钟左右便可，不必拘泥于方法。当然在肾经的流注时间，即下午5：00—7：00按摩，补肾、养肾的效果更好，按揉时可用对侧手的拇指按揉，按揉的力度除了要有酸胀的感觉外，最好有麻麻的感觉。

水泉穴：清热益肾的关键穴位

【穴位介绍】水泉穴为足少阴肾经的郄穴，在足内侧，内踝后下方，当太溪穴直下1寸，跟骨结节的内侧凹陷处。

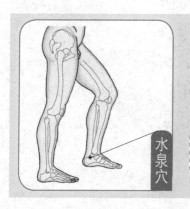

水泉穴

【经穴定位】在足内侧，内踝后下方，当太溪穴直下1寸，跟骨结节的内侧凹陷处。

【简易取穴】先找到太溪穴，在其穴直下2横指处即是。

【养生说明】肾气不足会导致小便不利，而水泉穴能使尿液通畅，其功效就在于专门消水肿，治疗小便不利。此外，由于水泉穴是郄穴，郄穴都治急性病，因此，水泉穴也可以用来治疗急性泌尿系统感染、膀胱炎、前列腺痛等急病。此外，水泉穴还可以用于治疗月经不调、痛经、阴挺、目昏花、腹痛、足跟痛等疾病。

【按摩调治】将手指弯曲，用其关节处揉按此穴，每次1~3分钟，以产生局部酸胀感为宜。长期坚持按摩，可起到清热益肾之功效。

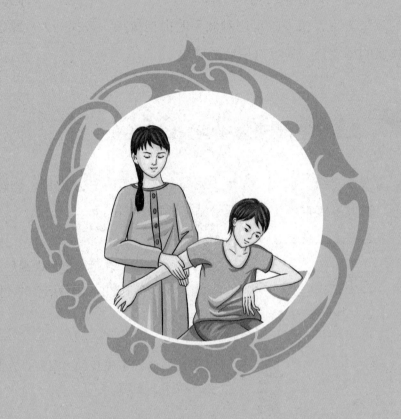

第三章

按摩调治亚健康

　　亚健康，是按摩疗法切入最好的时候。这是因为病还没有形成，处于"萌芽"状态，因此，如果及时进行按摩，那么，不仅小病不会"长"大，还能为身体赢得一份健康。这就好像是存钱储蓄，如果每天抽出10分钟，在皮肤上捏一捏、按一按，通过这些简单的方法，你就能便捷地向"健康账户"上存钱。日积月累，你就成了拥有健康的"富豪"。自然神清气爽，精力充沛，延年益寿。

第一节 缓解疲劳

过度劳累和姿势不当常常导致腰酸背痛等情况的发生。比如，电脑族经常面对电脑，时间久了不仅会感到眼睛疲劳，还会肩酸背痛。中医按摩可以有效地改善人体的血液循环，帮助人体减缓疲劳，是养生的绝佳方法。

 芳香按摩：边看电视边改善肩部酸痛

【养生说明】芳香按摩亦称作欧式按摩，也就是说，它需要通过推精油（或润肤乳）才能完成按摩。芳香按摩的功效主要是增加微循环，舒缓身体的疲惫感，并且改善皮肤。

【按摩调治】在晚上看电视或者睡觉前，你可以和自己的另一半相互按摩。先将精油（或润肤乳）涂在肩胛骨的部位，然后双手重叠，用手后掌沿肩胛骨的轮廓，画8字，8～10次，坚持每次10分钟，每周3～4次，肩部酸痛便会得到改善。

 揉脚后跟：对头晕眼花、失眠者有帮助

【养生说明】睡眠为心神所主，是阴阳之气自然而有规律地转化的结果，这种规律一旦被破坏，就可导致失眠。中医学认为，失

眠的发生涉及多个脏腑，如心、肝、脾、肾等，失眠常伴有烦躁、盗汗、头晕眼花、疲乏无力等表现。泡完脚后，可以自己揉脚后跟，此方法对头晕眼花、严重失眠者有帮助。

【按摩调治】脚底后跟内圆上方中间的位置，为失眠反射区。双手大拇指按住该位置，用力压36次，以有酸痛感为宜；再揉3～5分钟，以发热为宜。

 ## 推脚底板：对肾虚性疲劳有补气作用

【养生说明】肾虚指的是肾气虚，肾气有温煦机体、维持机体正常生命活动、保持精力的作用。肾气虚可导致健忘、乏力、易疲劳等症状。常做脚底按摩，能缓和人身体的疲劳紧张，对肾虚、中气不足者有一定的益处。

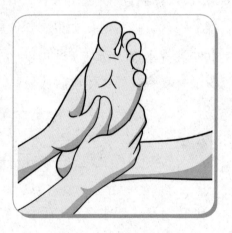

【按摩调治】脚底板上半部"人字形"下约1厘米处，为肾反射区。双手大拇指并拢，用力摁住该位置，往上推36次，以脚底发热为宜。

 ## 捏脊疗法：提高人体免疫力，消除疲劳

【养生说明】捏脊疗法手法简易，操作方便，疗效明显。此法从明代起广泛流传于民间，最初主要在治疗小儿疳积、食欲缺乏、消化不良等方面疗效突出，现代临床研究证实，捏脊疗法可

以提高人体免疫力，消除疲劳。

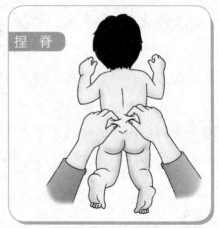
捏　脊

【按摩调治】把两只手的中指、无名指、小指弯成半握拳的姿势，示指半屈，拇指伸直在上，示指在下，这样用拇指和示指从脊椎骨下面的尾骨部位开始，把皮肤捏起来，右手示指紧紧顶住左手示指，沿着脊椎骨从下往上随捏、随拿、随推、随放，一直到颈部为止。这样捏3～5遍算1次。捏完1次以后，两手拇指还可在腰部对着肚脐部位的两旁按揉3～5次。捏脊时，如果感觉比较疼痛，可以在被捏部位涂抹一些润肤乳等水剂、粉剂，既可以润滑减轻疼痛，又不油腻；还可在捏脊前轻揉脊背部，使皮肤放松。

 头颈按摩：宁神开窍，防精神低落

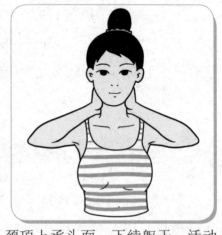

【养生说明】日常生活中，经常对头、颈部进行自我按摩，可促进血液循环和代谢功能，对疲劳、精神低落、亚健康有较好的保健治疗作用。

【按摩调治】

（1）拿头顶按揉颞部、视神经交叉点，摩面、梳头数次。

（2）拿颈项，脑为元神之府，颈项上承头面，下续躯干，活动多而易劳损，头面、颈项按摩具有祛风通络、宁神开窍的作用。

失眠少寐

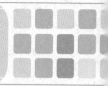

古人云："好眠无郁，万病不生；失眠抑郁，诸病生焉，不觅仙方，觅睡方。"睡眠的重要性不言而喻。经常失眠可以按摩一些特定穴位，以调节和放松机体，改善睡眠质量。

 ## 脾俞、心俞穴：防治心脾两虚型失眠

【穴位介绍】脾俞穴是足太阳膀胱经上的经穴，在背部，当第11胸椎棘突下，旁开1.5寸。

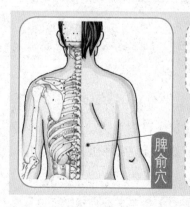

脾俞穴

【经穴定位】在背部，当第11胸椎棘突下，旁开1.5寸。

【简易取穴】位于背部，从颈后第1脊椎骨数至第11脊椎骨，在其下缘旁开2横指处即是。

心俞穴是足太阳膀胱经上的经穴，在背部，当第5胸椎棘突下，旁开1.5寸。

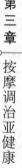

第三章 按摩调治亚健康

075

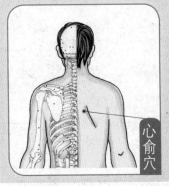

【经穴定位】在背部，当第5胸椎棘突下，旁开1.5寸。

【简易取穴】位于背部，先找到第7颈椎，再往下数5个突起椎骨，在其棘突下，旁开2横指处即是。

【养生说明】心脾两虚型症状是晚上不容易入睡，睡了又多梦或容易醒，心悸健忘，容易出汗。中医按摩脾俞穴和心俞穴可以很好地调节脏腑功能，具有宁心安神、通调气血的作用，能有效防治心脾两虚型失眠。

【按摩调治】两手按揉脾俞穴，或用按摩槌敲击刺激此穴，每次1~3分钟。再以一手手掌置于心俞穴进行揉法，以顺时针为主，反复3~5分钟后，再揉另一侧，力度要轻柔，不可太重。

 ## 大陵、太溪穴：防治阴虚火旺型不寐

【穴位介绍】大陵穴为手厥阴心包经，在腕掌横纹的中点处，当掌长肌腱与桡侧腕屈肌腱之间。

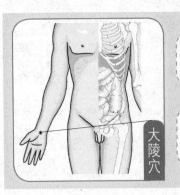

【经穴定位】在腕掌横纹的中点处，当掌长肌腱与桡侧腕屈肌腱之间。

【简易取穴】位于手臂与手掌连接处，最靠近手掌的横纹中点处即是。

太溪穴为足少阴肾经原穴，在足内侧，内踝后方，当内踝尖与跟腱之间的凹陷处。

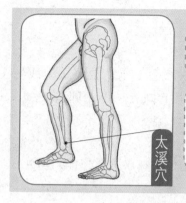

太溪穴

【经穴定位】在足内侧，内踝后方，当内踝尖与跟腱之间的凹陷处。

【简易取穴】正坐垂足，在足踝尖与足跟腱（足跟大筋）水平连线的中点按揉，酸痛胀感最明显的地方即是。

【养生说明】阴虚火旺型症状是指虚烦不寐，手足心热，惊悸出汗，头晕耳鸣，腰酸遗精。按摩大陵穴、太溪穴既能有效改善睡眠质量，延长睡眠时间，又可明显改善阴虚火旺型不寐的主要症候，不失为一种安全、有效的调养方法。

【按摩调治】用拇指指尖垂直掐按大陵穴，力度以产生酸胀、微痛感为宜，左、右穴各按1～3分钟，早、晚各1次。或用拇指指腹由上而下刮太溪穴，每日早、晚各1次，左、右各刮约2分钟即可。

 ## 中脘、丰隆穴：防治胃不和睡不踏实

【穴位介绍】中脘穴为任脉之要穴，在上腹部，前正中线上，当脐中上 4 寸。

丰隆穴属足阳明胃经，在小腿前外侧，当外踝尖上8寸，条口穴外，距胫骨前缘2横指（中指）。

【养生说明】"胃不和则寝不安"，是说肚子不舒服就别想睡踏实觉。有人长期睡眠不好，或眠浅易醒，或辗转难眠，或噩梦不

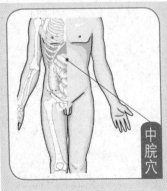

【经穴定位】在上腹部，前正中线上，当脐中上4寸。

【简易取穴】位于上腹部正中线上，肚脐中央垂直向上5横指处即是。

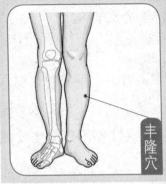

【经穴定位】在小腿前外侧，当外踝尖上8寸，条口穴外，距胫骨前缘2横指（中指）。

【简易取穴】取坐位屈膝，先找到足三里穴，向下量6指凹陷处即是。

断，只能靠安定片来麻醉神经，真是痛苦不堪。这种情况可以按摩中脘穴和丰隆穴，坚持下去，你就可以告别漫漫长夜忧愁枕，一觉睡过日三竿了。

【按摩调治】摩揉，即双掌重叠或单掌按压在中脘穴上，顺时针或逆时针方向缓慢行圆周推动。操作不分时间、地点，以饭后半小时做最好，力度不可过大。或用大拇指采用点按式按丰隆穴3分钟，然后沿顺时针揉10分钟，后用大拇指沿丰隆穴向下单方向搓10分钟即可。

行间穴：防治肝火上扰型失眠

怎么按不生病　生了病怎么按

【穴位介绍】行间穴属足厥阴肝经，在足背侧，当第1、2趾趾间，趾蹼缘的后方赤白肉际处。

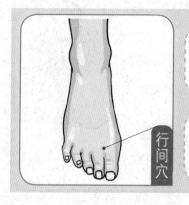

【经穴定位】在足背侧，当第1、2趾趾间，趾蹼缘的后方赤白肉际处。

【简易取穴】位于足背部，第1、2趾趾间连接处的缝纹头处即是。

【养生说明】肝火上扰型症状是头晕而痛，多烦易怒，目赤耳鸣，不能入眠。

春季，肝气旺盛而升发，无论肝气升发太过或是肝气郁结，都易损伤肝脏，到夏季就会发生寒性病变，体弱多病者和中老年人更是如此，因此，春季在疾病的防治上要早做准备。行间穴具有活络熄风、凉血安神、清肝泻火的功效，防治肝火上扰，按摩行间穴，搭配足窍阴穴、风池穴、神门穴效果更好，耳鸣目赤加太阳穴、翳风穴。

【按摩调治】用中指指尖有节奏地按揉行间穴，需连续进行半分钟。

 按摩头皮：改善失眠的"小动作"

【养生说明】中医学认为，头为精明之府，没事挠挠头，具有聪耳、明目等功效，还可缓解头痛、失眠等症状。因此，容易失眠者不妨按摩头皮来缓解失眠。

【按摩调治】按摩时将左手或右手的五指伸开，用手指在头皮上轻轻按摩，先前后方向按摩，再左右方向按摩，最后转圈按摩，一般5~10分钟即可，每天早、晚各1次。按摩头皮缓解失眠贵在坚持。

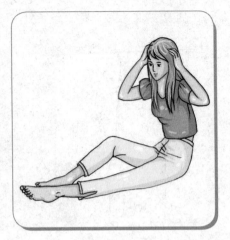

健忘是指记忆力差、遇事易忘的症状。多因心脾亏损、年老精气不足，或瘀痰阻痹等所致。常见于神劳、脑萎、头部内伤、中毒等脑系为主的疾病之中。中医学认为，通过按摩、搓揉头部各个部位，可促进脑神经细胞功能活化，从而获得全身血液活络与脑循环顺畅的双重功效，达到预防健忘的目的。

 擦前额：向下擦到下颌"记得清"

【养生说明】通过按摩、搓揉前额部位，可促进脑神经细胞功能活化，从而获得全身血液活络与脑循环顺畅的双重功效，达到预防健忘与痴呆的目的。本法还适用于失眠、头晕、面瘫、面肌痉挛和其他头面五官病症。

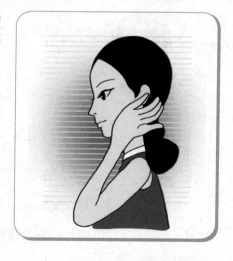

【按摩调治】先将两手搓热，随后将掌心贴紧前额，用力向下擦到下颌，连续约10次。

揉太阳、摩百会：旋转按动醒脑记得牢

【穴位介绍】太阳穴属于经外奇穴，在颞部，当眉梢与目外眦之间，向后约1横指的凹陷处。

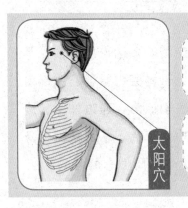

太阳穴

【经穴定位】在颞部，当眉梢与目外眦之间，向后约1横指的凹陷处。

【简易取穴】眉梢与目外眦连线中点向后1横指，触及一凹陷处即是。

百会穴为督脉之要穴，在头部，当前发际正中直上 5 寸，或两耳尖连线中点处。

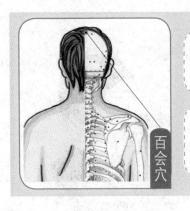

百会穴

【经穴定位】在头部，当前发际正中直上 5 寸，或两耳尖连线中点处。

【简易取穴】取正坐位，两耳尖与头正中线相交处，按压有凹陷处即是。

【养生说明】中医学认为，常按摩太阳穴和百会穴可起到提神醒脑的功效，除此之外，还能缓解眼睛疲劳，特别对长时间在电脑前工作或长时间伏案的人，效果更好。

【按摩调治】分别按摩太阳穴、百会穴各10余次。两手食指从前发际到后发际，做"梳头"动作12次；然后两手拇指按在两侧太阳穴，其余四指顶住头顶，由上而下，由下而上做直线按摩12次；最后，两拇指在太阳穴，用较强的力量做旋转按动，先顺时针转，后逆时针转，各12次。

按摩耳朵：每天拔双耳几次，过脑不忘

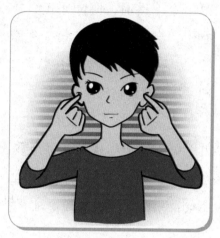

【养生说明】按摩耳朵养生不仅可以健肾，而且对于全身经络及五脏六腑都有一定的保健效果。专家表示，经常按摩耳朵养生可使听觉灵敏，并有健脑之功，对于神经衰弱、健忘等有一定疗效。

【按摩调治】两手示指伸直，分别伸入两耳孔，旋转180°，反复3次后，立即拔出，耳中啪啪鸣响，一般拔3～6次。

点按指尖：健脑醒神，预防痴呆做得到

【养生说明】由于大脑和手的关系密切，专家认为，中年以后，如能经常做手指运动，有助于大脑血流通畅，这样既健脑又可预防老年痴呆的发生。

【按摩调治】用左手拇指点按左手示指指尖2次，中指1次，环指3次，小指4次；然后反过来，点按环指3次，中指1次，示指2次，反复16遍。

【养生说明】中医学认为，人体五脏六腑在脚下都有相应的投影，脚底有60余个穴位，经常按摩这些穴位，可促进人体气血运行，上下贯通，阴阳平衡，扩张血管，温煦脏腑。老年人失眠、健忘，就可以通过脚底按摩进行调理，从而起到防病保健的作用。

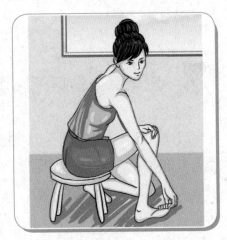

【按摩调治】用双手抓住双脚的大趾，做圆周揉搓，每天数次，每次2分钟。也可以用手做圆周运动来搓小趾外侧，由于记忆力是与小脑相关的，而小趾又是小脑的反射区，所以揉搓小趾有助于增强记忆力。此方法同时有助于睡眠。

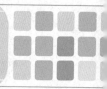

第四节 嗜睡犯困

春天到了，春困随之而来，大家忍不住哈欠连天，总是犯困，有些人甚至怎么睡都睡不醒。犯困怎么办？中医学认为，通过穴位按摩，不仅可提神解困，还可保健养生。

 ### 二间穴：散目翳，提神解困疗效好

【穴位介绍】二间穴属手阳明大肠经之穴，微握拳，当示指本节（第2指关节）前，桡侧凹陷处。

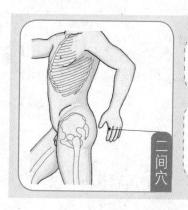

【经穴定位】微握拳，当手示指本节（第2掌指关节）前，桡侧凹陷中。

【简易取穴】手掌自然弯曲，掌心向下，在示指的掌指关节前，靠拇指侧，触摸有凹陷即是。

【养生说明】按摩二间穴的保健养生功效主要是治嗜睡，二间穴配三间穴，有提神解困的作用。

【按摩调治】用双手手指指腹端按压此穴，每天1次，每次大约5分钟。

内关穴：宽胸理气，缓解春困疲劳

【穴位介绍】内关穴位于前臂掌侧，当曲泽穴与大陵穴的连线上，腕横纹上2寸，掌长肌腱与桡侧腕屈肌腱之间。

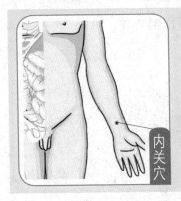

【经穴定位】在前臂掌侧，当曲泽穴与大陵穴的连线上，腕横纹上2寸，掌长肌腱与桡侧腕屈肌腱之间。

【简易取穴】前臂微屈握拳，从腕横纹向上量取3横指，两条索状筋之间即是。

【养生说明】按摩内关穴有宽胸理气之功，可以缓解春季疲劳的恶心、胸闷、心慌等症状。

【按摩调治】内关穴的按摩养生方法很简单，用一只手握紧被按摩的手腕处，大拇指垂直按在内关穴上，用指尖有节奏地按压此穴位，以产生酸、麻、胀的感觉为宜。

四神聪穴：增加大脑供血，醒神益智

【穴位介绍】四神聪穴为经外奇穴，位于头顶部，当百会穴前、后、左、右各1寸处，共4个穴位。

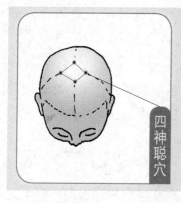

四神聪穴

【经穴定位】位于头顶部，当百会穴前、后、左、右各1寸处，共4个穴位。

【简易取穴】先找到百会穴，再向前、后、左、右各量取1横指处即是。

【养生说明】经常按摩四神聪穴，可促进头部血液循环，增加大脑供血，起到醒神益智、助眠安神、消除疲劳、强健精神的养生功效；同时还有祛除头皮瘙痒、增加毛发生长、减少皮屑脱落等作用。

【按摩调治】用手指有节奏地敲击或逐一揉按左右神聪穴，再逐一揉按前后神聪穴，共3分钟。

 风池、风府穴：醒脑开窍，不再嗜睡

【穴位介绍】风池穴在项部，当枕骨之下，与风府穴相平，胸锁乳突肌与斜方肌上端之间的凹陷处。

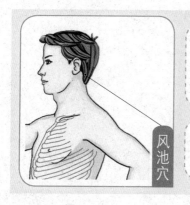

风池穴

【经穴定位】在项部，当枕骨之下，与风府穴相平，胸锁乳突肌与斜方肌上端之间的凹陷处。

【简易取穴】位于后头骨下缘，两条大筋外缘陷窝中，与耳垂平行处即是。

风府穴在项部，当后发际正中直上1寸，枕外隆凸直下，两侧斜方肌之间凹陷处。

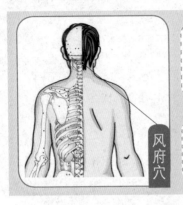

风府穴

【经穴定位】在项部，当后发际正中直上1寸，枕外隆凸直下，两侧斜方肌之间凹陷处。

【简易取穴】沿着脊柱向上，后中线上入后发际1横指处即是。

【养生说明】风池穴具有醒脑明目、平肝熄风、消除疲劳、增强记忆力、保健调理和增加后脑循环的功效。风府穴醒脑开窍，对于白天精神不振、困倦嗜睡效果颇佳。

【按摩调治】按摩时，保持身体正直，用指揉法揉风池穴、风府穴各2～3分钟，手法宜平衡，不需过强刺激，具有醒脑开窍的作用。

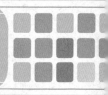

第五节　促进消化

第五节

中医学认为，常进行穴位按摩，可起到健胃消食、化积滞等胃部养生作用。最重要的是，懂得在不同时段刺激胃经的穴位，让消化系统保持通畅，促进体内良性循环，才能达到事半功倍的效果。

 ### 中脘穴：缓解胃痛、腹胀、呕吐等

【穴位介绍】中脘穴为人体任脉上的主要穴位之一，在上腹部，前正中线上，当脐中上4寸。

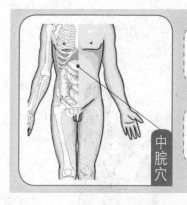

中脘穴

【经穴定位】在上腹部，前正中线上，当脐中上4寸。

【简易取穴】位于上腹部正中线上，肚脐中央垂直向上5横指处即是。

【养生说明】中脘穴具有健脾安胃、镇惊安神的功效，经常按摩中脘穴就是促消化、促气血的化生源头，可延缓人体衰老。主要用于缓解胃脘痛、腹胀、呕吐、呃逆、腹部或全身肥胖等症。

第三章　按摩调治亚健康

【按摩调治】仰卧于床上，左手掌心紧贴于中脘穴上，将右手掌心重叠在左手手背上，适当用力揉按，每次1~3分钟，长期坚持按摩，能够减少腹部脂肪堆积，还可以促进消化，缓解胃痛、腹胀、呕吐等。

推腹法：2分钟开胸顺气，消食散结

【养生说明】推腹有开胸顺气、消食散结的作用。如果你没发现自己有什么慢性病，但推腹时却在某个部位发现阻滞点，那一定要赶紧将它推散揉开，因为那将来必是个隐患。有人一推就会打嗝、放屁，那是清气上升，浊气下降，效果最好；有人则会腹中水声咕咕，这是在推动腹中沉积多日的浊水。

【按摩调治】由胸骨下方开始沿胸部正中线用手掌先向下推动1~2分钟，逐渐加重手法。

摩上腹：平补平泻，增加消化功能

【养生说明】在上腹部胃区顺时针摩动，为平补平泻，是一种比较平和的手法，可起到调节平衡的作用，增加胃的消化功能，促进胆汁和胰液进入小肠。

【按摩调治】将右手手心与左手手背重叠，轻轻放在上腹部，适当用力顺时针地环形摩动1分钟左右。

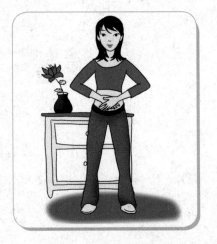

按揉肚子：促进小肠蠕动，帮助消化

【养生说明】久坐不动，我们在偷懒，胃肠道也会变得懒惰起来，胃肠道蠕动慢就会导致消化不良、腹胀、腹痛、便秘等现象，所以我们一定要加强胃肠道的功能，按揉肚子可以加速小肠吸收，帮助消化。

【按摩调治】以脐为中心，用掌根按住脐部，左手四指并拢，按照顺时针方向按揉肚子1～2分钟，再换右手以同样姿势按照逆时针方向按揉肚子1～2分钟。每天下午1：00—3：00揉肚子，促进消化的效果最好。

 ## 提抖腹壁：健脾和胃，促进机体代谢

【养生说明】腹部居人体中部，全身除了心脏和肺外，其余脏器均分布于腹内，全身有诸多经脉循行及汇聚于腹内。提抖腹壁的手法不仅对局部起保护作用，而且对全身各组织器官都可起到调整和相互协调的作用，有疏肝理气、健脾和胃、益气升阳、补肾固涩、理气调经的功效，对脾、肝、肾均有保健作用。同时，对消化不良有很好的调养作用。

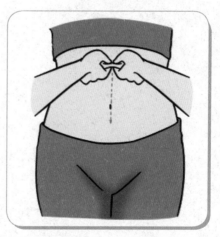

【按摩调治】提抖腹壁就是用一手或两手纵向抓起腹壁进行抖动，反复3遍。有促进消化、消脂减肥的功效。

清晨转腰：促进胃肠蠕动，改善便秘

【养生说明】腰腹处于人体枢纽位置，对上、下消化道影响很大。适当地进行腰骶部活动，可以促进胃肠蠕动与消化液的分泌，改善便秘。

【按摩调治】两脚分开站立，与肩同宽或略宽于肩，两手臂自然下垂，两眼目视前方。上半身保持正直，腿、膝也要伸直，不能弯。先将腰向左侧送出去，再往前、右、后顺时针转圈。整个过程要慢，双肩不能动，双膝不能弯，慢慢转30～50圈，再逆时针转30～50圈。转腰时间最好是在早晨，空腹时为佳，做完后再喝一杯温开水。

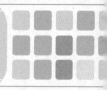

第六节 小腿抽筋

小腿抽筋医学上称为腓肠肌痉挛，中医称之为"转筋"。这是一个常见的现象，很多人都曾经历过，那种滋味真的很痛苦。小腿抽筋的原因有很多种，但是不管是剧烈运动，还是睡眠原因导致的抽筋都可以通过按摩穴位来进行有效的缓解。

 ## 委中穴：中指按摩通络止痛

【穴位介绍】委中穴属足太阳膀胱经，位于腘横纹中点，股二头肌腱与半腱肌肌腱中间，即膝盖里侧中央。

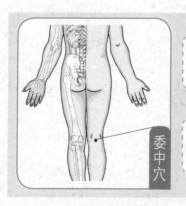

委中穴

【经穴定位】在腘横纹中点，当股二头肌腱与半腱肌肌腱的中间。

【简易取穴】俯卧，在膝盖后面凹陷中央腘横纹中点处即是。

【养生说明】针灸学理论认为，委中穴擅治小腿转筋的疾病，有针灸歌诀这样记载："委中曲瞅里，横纹脉中央……酸痛筋莫展。"讲的就是委中穴对小腿抽筋、酸痛麻木病症的治疗效果。用中指按摩委中穴同样具有活血消肿、通络止痛等保健养生功效。

【按摩调治】将中指指尖放在患肢委中穴上，拇指放在髌骨上方，适当用力揉按1分钟左右。

 ## 阳陵泉穴：疏肝利胆，解痉止痛正相宜

【穴位介绍】阳陵泉穴是足少阳胆经穴位，在小腿外侧，当腓骨头前下方凹陷处。

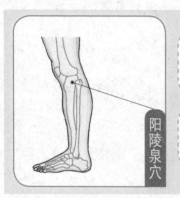

【经穴定位】在小腿外侧，当腓骨小头前下方凹陷处。

【简易取穴】屈膝90°，膝关节外下方，腓骨小头前下方凹陷处即是。

【养生说明】中医学认为，阳陵泉穴为"筋会穴"，善治筋病、痉病。早在《难经》就有记载："筋会阳陵泉，筋病治此。"用两手大拇指指甲分别点压双腿阳陵泉穴，可疏肝利胆，解痉止痛。

【按摩调治】将大拇指指腹放在同侧患肢阳陵泉穴上，其余四指附于腿肚处，适当用力按揉1分钟左右。

 ## 条口穴：指腹按摩疏通经络，缓痉止痛

【穴位介绍】条口穴在小腿前外侧，当犊鼻下8寸，距胫骨前缘

怎么按不生病 生了病怎么按

1横指（中指）。

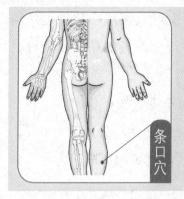

条口穴

【经穴定位】在小腿前外侧，当犊鼻下8寸，距胫骨前缘1横指（中指）。

【简易取穴】正坐屈膝，找到足三里穴，再垂直向下7横指处即是。

【养生说明】小腿抽筋的原因有很多种，但是不管哪种原因导致的抽筋都可以通过按摩穴位来得到有效的缓解，条口穴就具有疏通经络、缓痉止痛等养生功效。

【按摩调治】将患肢平放在健肢膝上，用健侧手中指指腹放在条口穴上，适当用力按揉1分钟左右。

 承山穴：指尖掐压通经活络，柔筋缓痉

【穴位介绍】承山穴为足太阳膀胱经穴位，在小腿后面正中，委中穴与昆仑穴之间，当伸直小腿或足跟上提时，腓肠肌肌腹下出现尖角凹陷处。

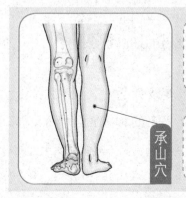

承山穴

【经穴定位】在小腿后面正中，委中穴与昆仑穴之间，当伸直小腿或足跟上提时，腓肠肌肌腹下出现尖角凹陷处。

【简易取穴】小腿伸直，位于膝盖后面凹陷中央的腘横纹中点与外踝尖连线的中点处即是。

【养生说明】承山穴为人体足太阳膀胱经上的重要穴位之一，能通经活络，柔筋缓痉。按压承山穴不仅可以缓解小腿抽筋（腓肠肌痉挛），还可以缓解足部劳累、腰背痛、腰腿痛以及便秘、脱肛、痔疮等。

【按摩调治】小腿抽筋时，可用大拇指旋转按压承山穴，按压1分钟，停30秒之后再按压1分钟，如此反复进行，以患者能承受，且感到酸、麻感向腘窝、小腿、足底部放散或者局部胀满为度，直至疼痛缓解或消失。

 ## 小腿后侧：反复拿捏柔筋缓急，消肿止痛

【养生说明】拿捏小腿后侧有柔筋缓急、消肿止痛的作用，可有效缓解小腿抽筋的症状。

【按摩调治】双手拇指与其余四指用力对合，从上到下反复拿捏患肢小腿后侧肌肉1分钟左右。

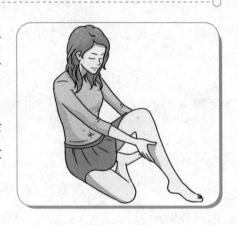

 ## 按压腓肠肌：缓解痉挛，抽筋止，剧痛消

【养生说明】旅行途中，腿脚处于极度疲劳之中，稍有不慎就会出现小腿抽筋。按压腓肠肌神经根会让兴奋的神经镇静下来，抽筋停止，剧痛消失。此外，将生姜捣烂，连渣带汁一起涂擦于小腿肚，然后充分按摩，效果也十分理想。

【按摩调治】小腿抽筋时，用大拇指摸索膝盖后窝两边硬而突起的肌肉的主根，然后用强力对此处按压。此动作可在小腿抽筋发作时做。运动员和重体力劳动者坚持每日或隔日做1次，可起到预防小腿抽筋的作用。

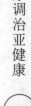

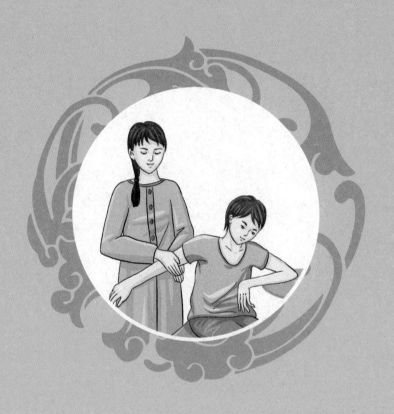

按摩助你颜如玉

　　按摩养颜塑体是通过按摩人体的经络和穴位，调节人体功能来达到养颜塑体的一种方法。按摩养颜塑体就如同美容方法中的沧海一粟，但因其安全、效果好、简单易行而受到很多人的欢迎。中医学认为，人体经络沟通脏腑、皮肉筋骨、五官九窍、四肢百骸，使其成为统一的整体。同时经络系统运行气血，营养周身，维持人体正常的生理活动，保持身体健康。按摩相关的经络和穴位，可以起到疏通经络、调和气血、调整脏腑的功效，从而达到美容塑体的目的。

第一节 祛皱

皱纹是美容的大敌，尤其是面部皱纹最能表现一个人的衰老。在我们的面部有与皱纹的形成密切相关的几大穴位，通过对这些穴位的刺激，自然就起到了祛皱的效果，经常按摩这些穴位，让你远离皱纹，永远"20岁"。

 球后穴：调整小肠机能，祛皱助吸收

【穴位介绍】球后穴属经外奇穴，位于面部，当眶下缘外1/4与内3/4交界处。

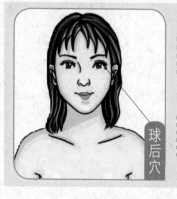

球后穴

【经穴定位】在面部，当眶下缘外1/4与内3/4交界处。

【简易取穴】位于面部，在眼眶下缘外1/4与内3/4交界处即是。

【养生说明】通过刺激球后穴能调整和改善小肠的功能，帮助吸收，从而改善面部皱纹，让皮肤变得紧致。

【按摩调治】用环指指腹轻轻按住球后穴并向上施力，此时会有些微痛感，但按摩后会很舒服。按摩力度一定要柔和，因为眼部皮肤比较脆弱，力度大了反而会造成皮肤松弛。

 ## 迎香穴：消除水肿，预防肌肤松弛

【穴位介绍】迎香穴为手阳明大肠经穴位，在鼻翼外缘中点旁开0.5寸，当鼻唇沟中间。

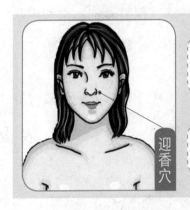

【经穴定位】鼻翼外缘中点旁开0.5寸，当鼻唇沟中间。

【简易取穴】鼻翼外缘，鼻唇沟中即是。

【养生说明】迎香穴可以消除眼部水肿，预防肌肤松弛，此外，还能减轻肩膀酸痛。

【按摩调治】取坐位，用示指指腹点按迎香穴1分钟，然后顺时针方向按揉2分钟，以有酸胀感为度。

 ## 颊车穴：消肿除皱，防皮肤老化下垂

【穴位介绍】颊车穴属足阳明胃经，在面颊部，下颌角前上方约1横指（中指），当咀嚼时咬肌隆起，按之凹陷处。

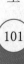

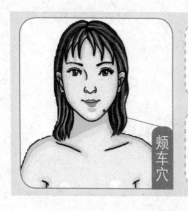

【经穴定位】在面颊部，下颌角前上方约1横指(中指)，当咀嚼时咬肌隆起，按之凹陷处。

【简易取穴】咬紧牙关，隆起的咬肌高点处，按之凹陷、有酸胀感，即为本穴。

【养生说明】按摩颊车穴或洗脸时轻轻拍打颊车穴和四周的皮肤，可拉提脸部曲线，预防皮肤老化和下垂，保持脸部肌肉和皮肤的弹性。此外，在下午和傍晚容易发作头痛的患者，多按摩颊车穴，也能达到放松、止痛的效果。

【按摩调治】取仰卧位或坐位，用示指按于颊车穴处，顺时针方向按揉约2分钟，或以患者自觉津液分泌为宜。

 ## 承浆穴：保持肌肤张力，祛皱消肿

【穴位介绍】承浆穴是任脉与足阳明胃经的交会穴，在面部，当颏唇沟的正中凹陷处。

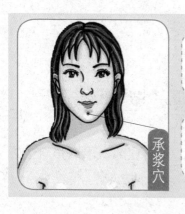

【经穴定位】在面部，当颏唇沟的正中凹陷处。

【简易取穴】位于下嘴唇下方，下巴中央的浅沟正中凹陷处即是。

【养生说明】承浆穴能控制激素的分泌，保持肌肤的张力，预防脸部松弛。每次只要按几秒就觉得热热的，跟"松垮垮"的皮肤说再见。

【按摩调治】用手指指腹垂直按揉承浆穴2分钟左右。

 ## 天突穴：促进新陈代谢，祛皱排水

【穴位介绍】天突穴位于颈部，当前正中线上胸骨上窝中央。

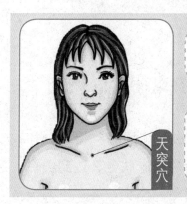

天突穴

【经穴定位】在颈部，当前正中线上胸骨上窝中央。

【简易取穴】沿着颈部正中线向上，一直摸到骨性标志结束的地方，胸骨上窝的中央即是。

【养生说明】中医学认为，按压天突穴能刺激甲状腺，促进新陈代谢，有效淡化面部皱纹。

【按摩调治】用示指或中指指腹慢慢点按天突穴1～2分钟。

美　白

"一白遮百丑"，美白肌肤是所有女性所追求的。其实，美白就像是治病，治标不如治本，只有把内在肤质调理好，肌肤才能真正展现由内而外的自然美白光彩。

 美白按摩操：促进血液循环从脸做起

【养生说明】你是否还在为怎样美白而烦恼呢？持续脸部按摩，能够促进血液循环，呈现自然均衡的健康肤色，达到美白效果。按摩早、晚都可进行，先在脸部两颊、额头、鼻、下颌涂抹按摩霜。

【按摩调治】

（1）顺势按摩太阳穴：以眉心为基点，画大圈按摩，扩散至整个额头，向太阳穴方向画圈按摩。此时皮肤有向上拉扯的感觉。

（2）紧贴鼻两侧：用中指指腹紧贴鼻沟向下顺直轻轻按摩鼻子两侧，有舒展肌肤和防止横纹出现的功效。左、右两侧各按摩3次。

（3）嘴部按摩：用中指和环指的指腹从下唇正中心滑向左、右嘴角进行按摩，有缓解皮肤松弛的作用，大约3次。

（4）画圈按摩脸部：以下颌为中心用中指和环指的指腹，向左、右耳方向画圈按摩。手指大幅移动按摩全脸，大约3次。

（5）眼部按摩：以眼角为基点，用中指和无名指指腹覆盖整个眼部，轻柔地划向外侧，大约3次。这时还要再次轻推一下太阳穴。

（6）提升颈部：用整个手掌由下向上提，颈中央要轻轻用力，两侧要稍稍加点力度。按摩时下颌上抬较容易做动作。

 ## 迎香穴：防黑色素沉淀，自然美白靓出来

【穴位介绍】迎香穴为手阳明大肠经穴位，在鼻翼外缘中点旁开0.5寸，当鼻唇沟中间。

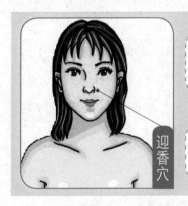

【经穴定位】在鼻翼外缘中点旁开0.5寸，当鼻唇沟中间。

【简易取穴】鼻翼外缘，鼻唇沟中即是。

迎香穴

【养生说明】迎香穴能促进眼部血液循环，防止黑色素沉淀。

【按摩调治】取坐位，用示指指腹点按迎香穴1分钟，然后顺时针方向按揉2分钟，以有酸胀感为度。

 ## 曲池穴：清热解毒，美白皮肤

【穴位介绍】曲池穴为手阳明大肠经穴位，在肘横纹外侧端，屈肘，当尺泽穴与肱骨外上髁连线中点。

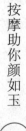

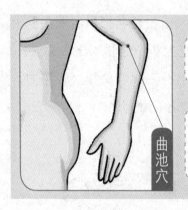

曲池穴

【经穴定位】在肘横纹外侧端，屈肘，当尺泽穴与肱骨外上髁连线中点。

【简易取穴】正坐，手肘弯曲，呈直角，找到横纹终点，再找到肱骨外上髁，两者连线中点处即是。

【养生说明】曲池穴与人体的新陈代谢有密切关联，因为人体日常排泄体内废物都是借助肠道器官，所以经常按压曲池穴，可以帮你在日常繁重的工作闲暇清热解毒，调理皮肤疾病，使肤色均匀，美白皮肤。

【按摩调治】将左手拇指指腹置于右肘的曲池穴，先按逆时针方向揉按1分钟，再按顺时针方向揉按1分钟，重复揉按3～5遍；然后将右手拇指指腹置于左肘的曲池穴，先按顺时针方向揉按1分钟，再按逆时针方向揉按1分钟，重复揉按3～5遍。

 ## 合谷穴：防黑色素沉淀，美白消肿

【穴位介绍】合谷穴即虎口，为手阳明大肠经穴位，在手背，第1、2掌骨间，当第2掌骨桡侧的中点处。

【养生说明】体内毒素的沉积，会造成正常生理机能被扰乱，影响新陈代谢的运作。经常按压合谷穴，可增强颈部以上的血液循环，防黑色素沉淀，消除脸部水肿，实现排出体内堆积毒素的目的。

【按摩调治】用一只手的拇指和示指指腹指压合谷穴，指压时

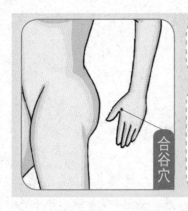

【经穴定位】在手背，第1、2掌骨间，当第2掌骨桡侧的中点处。

【简易取穴】一手拇指弯曲，另一手张开虎口，两手自然相对，弯曲拇指之间关节卡在另一手张开虎口处，手指自然落下，拇指指尖处即是。

应朝小指方向用力，并非朝垂直手背的方向按压，每次按压1～3分钟，以产生疼痛感为宜。

 丝竹空穴：淡化黑眼圈，此消彼长白出来

【穴位介绍】丝竹空穴属手少阳三焦经穴位，在面部，当两眉眉梢外端凹陷处。

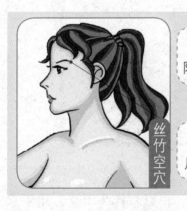

【经穴定位】在面部，当眉梢外端凹陷处。

【简易取穴】位于面部，眉毛外侧缘眉梢凹陷处即是。

【养生说明】按摩丝竹空穴能促进血液循环，淡化黑眼圈，紧致脸部。对于舒缓紧张、调整自主神经也是有帮助的。按摩时最好先热敷再涂抹，以防擦破眼周的皮肤。

【按摩调治】用大拇指从眉头，沿着眉毛一直按揉到眉梢，然后顺势按揉到太阳穴入发际的位置。

背部推擦：穴位按摩让你肌肤雪白

【养生说明】人体背部正中为督脉所行，督脉是阳经之海，循行脊背，贯通上下。脊柱与内脏有着复杂的联系，通过脊背部的推拿按摩，恢复脊柱的动态平衡，使被破坏和阻断的联系再畅通起来。另外，人体的各个脏腑在脊柱部位都有特定的反应点，通过手法刺激脊神经，可以改善紊乱的信息通道，使脏腑功能得以恢复，从而使皮肤能畅快呼吸，从根本上解决各种由身体内质引起的斑点问题，从而达到美白的目的。

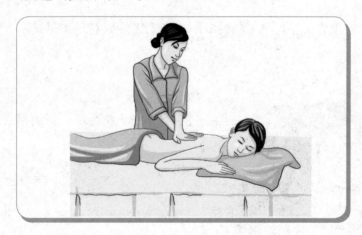

【按摩调治】

（1）沿脊背正中自上而下推擦5遍，再以脊柱为中线，用手掌分别向左、右两旁推擦10遍以上。

（2）在脊柱旁开2指宽处，自上而下点按5遍。

（3）用手掌擦面20遍。

丰　胸

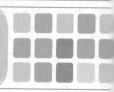

一个S形的好身材，肯定少不了傲人的胸部，不仅要坚挺丰满，更要兼顾肌肤弹性、有光泽。拥有完美的胸部，不仅能给你的身材加分不少，同时也能给你带来自信。通过穴位刺激丰胸更有效，单靠手指就能按出傲人曲线，何乐而不为呢？

 膻中穴：疏通血脉，紧实胸部肌肉

【穴位介绍】膻中穴为任脉上的要穴，在胸部，当前正中线上，平第4肋间，两乳头连线的中点。

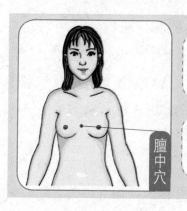

膻中穴

【经穴定位】在胸部，当前正中线上，平第4肋间，两乳头连线的中点。

【简易取穴】位于胸部，由锁骨向下数至第4肋间隙，正中线上即是。

【养生说明】膻中穴关联着五脏六腑和体内气息，能够调节内气平衡，对于疏通血脉、增肌强胸有较好的作用。在借助按压刺激穴位的方法紧实胸部肌肉的同时，还能促进心血管健康，可谓一举两得。

【按摩调治】以手指指面或指节向下按压，并做圈状按摩。最好在每晚临睡前用右手的中指指端按揉膻中穴50~100次。

乳根穴：调胃气，紧实胸部肌肉

【穴位介绍】乳根穴为足阳明胃经穴位，位于胸部，当乳头直下，乳房根部，当第5肋间隙，距前正中线4寸。

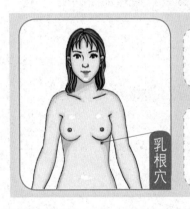

【经穴定位】在胸部，当乳头直下，乳房根部，第5肋间隙，距前正中线4寸。

【简易取穴】仰卧，拇指摸至乳房上，其余四指自然放于乳房下，其中示指贴于乳房边缘，示指指腹处即是。

【养生说明】据中医的研究，女性的胸部与胃气是紧密联系的。如果胃气不足，便会导致气血失调，那么胸部肌肉会松散，乳房会因此失去支撑，变得下垂。而乳根穴恰好处于胃经经脉气血下行的中枢，经常性地刺激乳根穴对于丰胸以及紧实胸部肌肉很有效果。

【按摩调治】以手指指面或指节向下按压，并做圈状按摩。或在每晚临睡前按压20次，用双手拇指分别按住两侧乳根穴，配合呼吸频率，吸气时按压，呼气时松开。

期门穴：化瘀解郁，丰胸还通乳

【穴位介绍】期门穴为肝经的最上一穴，位于胸部，当乳头直下，第6肋间隙，前正中线旁开4寸。

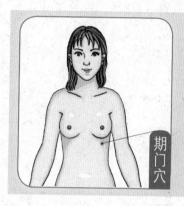

期门穴

【经穴定位】在胸部，当乳头直下，第6肋骨间隙，前正中线旁开4寸。

【简易取穴】位于胸部，平卧，自乳头向下数两个肋骨间隙，按压有酸胀感处即是。

【养生说明】按摩期门穴不仅能化瘀解郁，丰胸通乳，还能治疗乳痈、肋间神经痛、肝炎。

【按摩调治】以手指指面或指节向下按压期门穴，并做圈状按摩。

大巨穴：女性不可错过的丰胸穴位

【穴位介绍】大巨穴为足少阴肾经上的主要穴位之一，在下腹部，当脐中下2寸，距前正中线2寸。

【养生说明】大巨穴能刺激产生卵巢激素和乳腺发育激素，因此经常按压大巨穴能促使胸部紧实光滑，又能使胸部挺拔。

【按摩调治】深呼吸之后，在缓缓吐气的同时以拇指用力按压大巨穴6秒，重复6次。

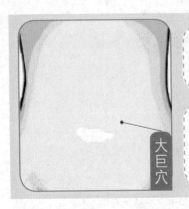

【经穴定位】在下腹部，当脐中下2寸，距前正中线2寸。

【简易取穴】仰卧或直立，在下腹部，取肚脐中点直下3横指，再水平旁开3横指处即是。

乳中穴：丰胸美乳，让你越按越美

【穴位介绍】乳中穴位于人体的胸部，当第4肋间隙，乳头中央，距前正中线4寸。

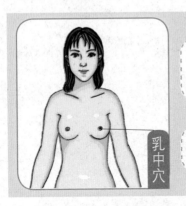

【经穴定位】在胸部，当第4肋骨间隙，乳头中央，距前正中线4寸。

【简易取穴】乳头正中间即是。

【养生说明】乳中穴就是乳头所在的位置，左、右各1个。这个部位非常敏感，按摩这里能有效改善体内雌激素分泌状况，能起到让胸部变得圆润坚挺、调节月经、保养子宫的作用。

【按摩调治】找准穴位后双手并拢，用并排四指的指腹位置轻轻按摩乳中穴，不可用指尖或过大力度去按压。坚持每晚按摩3分钟即可，不可时间过长。

少泽穴：促进乳腺畅通，丰胸美胸

【穴位介绍】少泽穴为手太阳小肠经穴位，在小指末节尺侧，距指甲角0.1寸。

【养生说明】少泽穴是另一个改善女性内分泌系统的穴位，它并不在乳房周围，而在两只手小指指甲根部外侧。刺激这个穴位能促进体内内分泌循环，改善胸部细胞新陈代谢的速率，对于产后胸部干瘪或胸部有硬结、炎症的女性疗效甚佳。

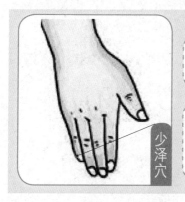

少泽穴

【经穴定位】在小指末节尺侧，距指甲角0.1寸。

【简易取穴】伸直手指，位于小指末节，先确定远离环指侧的指甲角，旁开0.1寸处即是。

【按摩调治】用拇指指尖垂直掐按少泽穴，力度以产生酸胀感为宜，每次1~3分钟，每天2~3次。

 ## 按摩乳房：实现你"傲起来"的梦想

【养生说明】迷人性感的胸部是每个女人都想拥有的，这是一个女人骄傲的资本。女人想要"傲起来"也不难，只要按照正确的丰胸手法来按摩胸部，就能实现你的梦想。

【按摩调治】

第一步：以乳头为中心，然后向外360°放射，半径是3~5厘

第四章 按摩助你颜如玉

113

米。然后，把双手的虎口打开，张开8~10厘米的间距，贴在乳房上。以乳头为拿捏按摩的中心点，同时用左、右手一起出力拿捏乳房，指力深入乳房组织5~6厘米深，然后指力下沉后掐住不动大约10秒，双手慢慢松开。

第二步：由上往下按压乳房，先从锁骨以下横对腋窝的位置开始，由上往下依照次序按压乳房，一直按压到乳房底端的乳根穴，一个部位要按压8次以上。

第三步：由外向内横压，按压的手法跟之前的按摩手法一样，但按摩的位置要从任脉胸骨开始，一直按摩到乳房的外侧。按摩的时候要按照由外向内的顺序进行。

第四步：做完由外向内的按摩之后，并拢示指、中指、环指，再以乳头为中心点，左、右手三点呈对角直线，双手同时出力，深入乳房组织5厘米左右，乳房下沉后5秒，慢慢松开。

第五步：再进行单穴推压按摩，单指为子手，双指为母手。双指在乳房下面稍微向上施力，单指的指腹垂直施力，指腹深入乳房组织5~6厘米，指力下沉后停留5秒，双手指力慢慢松开。

第六步：用同样的单穴推压按摩手法，单穴推压按摩的部位以乳头为中心点往外360°按摩。

祛雀斑

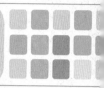

雀斑是一种浅褐色的小斑点，针尖至米粒大小，常出现于前额、鼻梁和脸颊等处，偶尔也会出现于颈部、肩部、手背等处。长了雀斑是一件很痛苦的事情，特别是对于爱美的女性。美容像治病一样，穴位按摩可助祛雀斑，留心搜集一些按摩方法，以备不时之需。

 三阴交穴：坚持按揉，消除肾虚型雀斑

【穴位介绍】三阴交穴为足太阴脾经上的要穴，在小腿内侧，当足内踝尖上3寸，胫骨内侧缘后方。

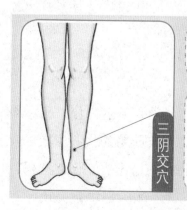

三阴交穴

【经穴定位】在小腿内侧，当足内踝尖上3寸，胫骨内侧缘后方。

【简易取穴】取穴的时候正坐，把除了拇指外的其余四指并拢，小指下缘紧靠内踝尖上，示指上缘所在水平线与胫骨后缘的交点即是。

【养生说明】三阴交穴是脾、肝、肾三条经络相交汇的穴位。

其中，脾化生气血，统摄血液。肝藏血，肾精生气血。女人只要气血足，那些月经不调的疾病都会消失。而女人脸上长斑、痘、皱纹，其实都与月经不调有关。只要每天坚持按揉两条腿的三阴交穴，就能调理月经，祛斑、祛痘、祛皱。

【按摩调治】按压时取坐位，用左手示指按揉右脚内侧的三阴交穴，按摩3～5分钟，然后用同样的方法按揉左脚内侧的三阴交穴，每天1～2次。

血海穴：午饭前按摩消除瘀血，祛除雀斑

【穴位介绍】血海穴属足太阴脾经之穴，在大腿内侧，髌底内侧端上2寸，当股四头肌内侧头的隆起处。

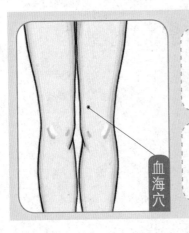

血海穴

【经穴定位】屈膝，在大腿内侧，髌底内侧端上2寸，当股四头肌内侧头的隆起处。

【简易取穴】屈膝90°，手掌伏于膝盖上，五指自然分开，拇指与其余四指呈45°角，拇指指尖所在处即是。

【养生说明】中医学认为，经脉不通，导致瘀血内停，阻滞不畅，心血不能到达皮肤颜面，营养肌肤，而皮肤中的代谢垃圾、有害物和黑色素就不能随着人体的正常新陈代谢排出去，逐渐沉积就形成了雀斑，这也是中医所说的脸上斑块，体内瘀块，有斑必有瘀，祛斑必化瘀。按摩血海穴不仅可治疗痛经、荨麻疹、产妇酸痛

等症，女士午饭前按摩还可帮助祛除面部雀斑。

【按摩调治】每天坚持点揉两侧血海穴3分钟，力量不宜太大，能感到穴位处有酸胀感即可，要以轻柔为原则。

 ## 三焦俞穴：推拿按摩，消除青春痘及雀斑

【穴位介绍】三焦俞穴为足太阳膀胱经穴位，在腰部，当第1腰椎棘突下，旁开1.5寸。

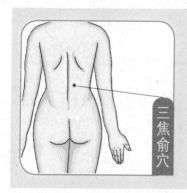

三焦俞穴

【经穴定位】在腰部，当第1腰椎棘突下，旁开1.5寸。

【简易取穴】先从颈后第1脊椎骨数至第12脊椎骨，再向下数1个突起的骨性标志，即为腰部第1腰椎，在其棘突下缘旁开2横指处即是。

【养生说明】三焦俞穴对消除面部青春痘及雀斑十分有效。刺激方法以按摩或线香灸较为有效。每天1次，连续刺激1周就会出现效果。

【按摩调治】经常用按摩槌轻轻敲打刺激三焦俞穴，或用拇指指腹按摩三焦俞穴，每次3～5分钟，力度以产生胀痛感为宜。

 ## 膀胱经：按摩俞穴，消除与分泌有关的雀斑

【养生说明】脊柱旁开两指为人体膀胱经所行，膀胱经为五脏之俞所居，用五指点揉在膀胱经上能够有效地平衡五脏六腑的功能，

达到"阴平阳秘"的目的。人体阴阳平衡利于化解、中和、转化体内外来、内生的多种毒素，从而避免产生雀斑。

【按摩调治】

（1）按摩足太阳膀胱经，由足跟外上行，由上而下刺激5遍。在肝俞、心俞、肾俞、脾俞、三焦俞等穴位稍停片刻按揉之。

（2）示指按压足小趾爪甲外束骨穴。每秒按1次，共按5～10次。

（3）在腰背中线督脉部位，由上而下推拿5遍，再以脊柱为中线，用手掌分别向左、右两旁推擦10遍以上。

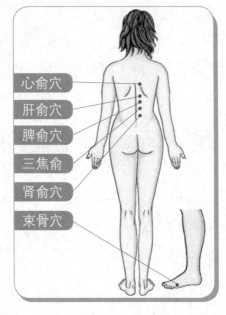

心俞穴
肝俞穴
脾俞穴
三焦俞
肾俞穴
束骨穴

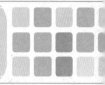

第五节 祛黑眼圈

随着年龄的增长，眼部周围的肌肤问题接踵而来，黑眼圈则是其中一大困扰，它使人看上去暗淡无神。但是黑眼圈并不可怕，它是一种具有可逆性的皮肤问题，只要处理得当，还是可以恢复正常的。在改变作息习惯的基础上，如果再配合正确的按摩方法，那么黑眼圈一定会去无踪。

 承泣穴：淡化黑眼圈，消除眼部疲劳

【穴位介绍】承泣穴属足阳明胃经，在面部，瞳孔直下，当眼球与眶下缘之间。

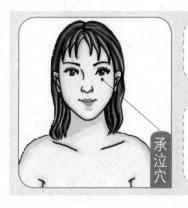

承泣穴

【经穴定位】在面部，瞳孔直下，当眼球与眶下缘之间。

【简易取穴】将示指、中指伸直并拢，中指贴于鼻侧，示指指尖位于下眼眶边缘处即是。

【养生说明】因熬夜或睡眠不足出现了黑眼圈，按摩承泣穴就可以淡化黑眼圈。经常按摩承泣穴可以促进眼部血液循环，预防黑眼圈的出现。同时，还有助于消除眼部疲劳，预防眼部疾病。

【按摩调治】用示指指腹按揉承泣穴3～5分钟，每天按摩3次。

 攒竹穴：促进血液循环，缓解黑眼圈

【穴位介绍】攒竹穴为足太阳膀胱经穴位，该穴位于面部，当眉头陷中，眶上切迹处。

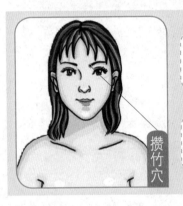

【经穴定位】在面部，当眉头陷中，眶上切迹处。

【简易取穴】在眉毛内侧端凹下处即是。

【养生说明】攒竹穴是能够促进血液循环、缓解黑眼圈的穴位。当你长时间睡眠不足，或长时间面对电脑，按压这个穴位，黑眼圈会有所缓解。

【按摩调治】用拇指按住两边的攒竹穴，按摩的手法有点像把两个穴位向一起推。

 太阳穴：按穴推揉，让黑眼圈去无踪

【穴位介绍】太阳穴属于经外奇穴，在颞部，当眉梢与目外眦之间，向后约1横指的凹陷处。

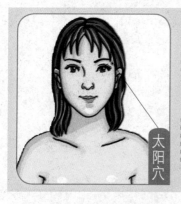

太阳穴

【经穴定位】在颞部，当眉梢与目外眦之间，向后约1横指的凹陷处。

【简易取穴】眉梢与目外眦连线中点向后1横指，触及一凹陷处即是。

【养生说明】按摩太阳穴可以促进眼部血液循环，消除黑眼圈。

【按摩调治】可先用双手拇指指端按住太阳穴，双手示指由外眼角向内轻轻做螺旋式按摩，边按摩边向内眼角移动，重复5遍，每日2次；用双手示指、中指、环指压眉毛下方3次，再压眼下方2次。注意操作时力度适中，不可过重。

 掌心捂：热敷也可以缓解黑眼圈

【养生说明】如果在没有热毛巾的情况下，双手捂眼睛也可以促进眼周血液循环，缓解黑眼圈。

【按摩调治】把双手搓热，之后用手掌心捂在双眼上，如此反复10多次。千万不要养成揉眼睛的习惯，因为这样可能导致眼部毛细血管瘀青，形成黑眼圈。

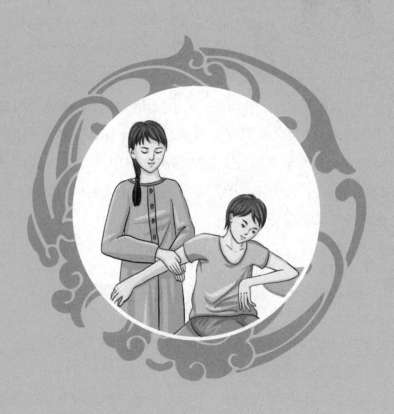

第五章

按摩有助调补气血

　　爱美是人的天性，很多人把"瘦"当作减肥的终极目标，殊不知，一个气血平衡的人，身体内气的运动充分，进餐之后，该吸收的营养物质吸收了，该排泄的废物排泄了，该气化的物质气化掉了，他的身体就会不胖不瘦。而如果出现了肥胖或者瘦弱，那必然是出了问题。专家指出，不同体型的人虽然具有不同的体质和不同的生理特点，但通过适当的养生手段可以使机体处于更为平衡的状态。人体大穴的按摩不花一分钱，只需动动手，不仅可以治病防病，还可以减肥塑身，这又契合了现代人对于健康和减肥塑身双丰收的心愿，好好利用它们，定会让你"俏"出自己的个性与风格，"俏"出生活的底蕴。

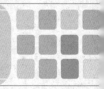

第一节　胖人补气怎么按

> 胖人相对来说阳气偏虚，而反过来，正是因为你"气虚"，才让你怎么也瘦不下来！因此，想要减肥，就很有必要补气。采用按摩补气的减肥方法，把体内的"气"补上去了，那你的身体就能自我调节，自然能快速减肥，毫不费力。

清晨拍手：手是大本营，疏通气机瘦下来

【养生说明】胖人易气虚，故益气补气是虚胖之人补本的方法。拍手是一种至刚至阳的养生方法，其主要功能就是补气。手是阳气的大本营，脚是阴气的大本营。手穴共有39个，拍手可以振动阳气，推动全身气的运行。

【按摩调治】十指分开，手掌对手掌，手指对手指，均匀拍击。开始可以轻拍，以后逐渐加重。以自己双手能承受为度，但不能太轻，否则起不到刺激手掌穴位和反射区的作用，进而达不到养生保健的效果。拍手最好在清晨进行。这是因为手是阳气的大本营，早上旭日东升，天地间阳气开始升腾，这时拍手可以振动阳气，促进阳气升发，疏通全身气机。

按督脉：长强等穴按摩调治阳虚型肥胖

【穴位介绍】长强穴为督脉之要穴，在尾骨端下，当尾骨端与

怎么按不生病　生了病怎么按

124

肛门连线的中点处。

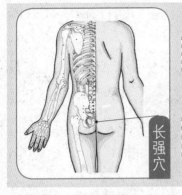

【经穴定位】在尾骨端下，当尾骨端与肛门连线的中点处。

【简易取穴】平躺屈膝，位于尾骨端下方，尾骨端与肛门连线中点处即是。

长强穴

命门穴为督脉穴位，在腰部，当后正中线上，第2腰椎棘突下凹陷中。

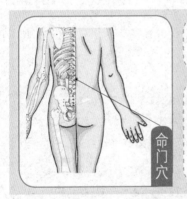

【经穴定位】在腰部，当后正中线上，第2腰椎棘突下凹陷中。

【简易取穴】命门穴和肚脐眼是前后相对的，因此，以肚脐为中心围绕腰部做一个圆圈，这个圆圈与背后正中线的交点处即是。

命门穴

百会穴为督脉之要穴，在头部，当前发际正中直上5寸，或两耳尖连线中点处。

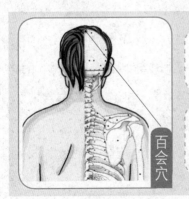

【经穴定位】在头部，当前发际正中直上5寸，或两耳尖连线中点处。

【简易取穴】取正坐位，两耳尖与头正中线相交处，按压有凹陷处即是。

百会穴

【养生说明】督脉起于长强穴，止于龈交穴，单28穴。督脉总督一身阳气，经常按摩后背督脉上的长强穴、命门穴和百会穴能使阳气生发。

【按摩调治】将双手搓热，用手顺着腰椎骨往下搓，搓至长强穴处有发热感为宜，每日早、晚各1次，每次3～5分钟；再用两手掌来回搓揉命门穴，至有暖热感为宜。也可以每天按摩头顶中央的百会穴，每次按顺时针方向和逆时针方向各按摩50圈，每日2～3次。

 曲池穴：按摩手肘部，调治湿热型肥胖

【穴位介绍】曲池穴为手阳明大肠经穴位，在肘横纹外侧端，屈肘，当尺泽穴与肱骨外上髁连线中点。

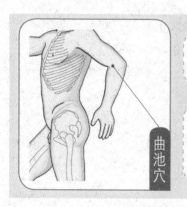 曲池穴

【经穴定位】在肘横纹外侧端，屈肘，当尺泽穴与肱骨外上髁连线中点。

【简易取穴】正坐，手肘弯曲，呈直角，找到横纹终点，再找到肱骨外上髁，两者连线中点处即是。

【养生说明】湿热型肥胖中医又称"胃热湿阻型肥胖"。中医学认为，胃热虽可消化吸收更多食物，但进食后活动不足，热不能发散，胃热及脾，脾脏不能很好地运化升清，把食物化为气血精华，故形成湿滞痰浊，积聚体内，形成浊脂肥胖。中医对湿热型肥胖以疏风解表、清热利湿为总则。曲池穴有清热利湿的功效，长期坚持按摩有利于减肥。

怎么按不生病 生了病怎么按

【按摩调治】每天按摩手肘部的曲池穴，用拇指或中指指端按揉，每次1～3分钟，每日按摩1～2次。压迫时如引起强烈疼痛，指压时应将肘关节屈曲并靠近身体，使肌肉松弛，以利于刺激的传导。

腹部按摩：减少腹部脂肪，消除"大肚腩"

【养生说明】消除"大肚腩"的一个有效方法就是腹部按摩减肥法，它具有简单易学、感觉舒服、见效快等优点。通过腹部有关穴位的刺激和按摩，能调整神经内分泌的功能，促进脂肪代谢和分解，按摩还能促进血液循环，使皮肤的毛细血管扩张，增加局部的体表温度，从而促进皮下脂肪消耗。

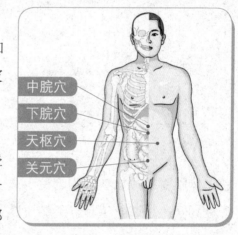

中脘穴
下脘穴
天枢穴
关元穴

【按摩调治】腹部按摩时，取仰卧位，裸露腹部，双手垂叠按于腹部，以肚脐为中心顺时针方向旋转摩动50圈，使腹部有发热感及舒适感。以右手中指点按中脘穴、下脘穴、关元穴、两侧天枢穴，每穴持续压1分钟，以不痛为宜。点按天枢穴时，先点右侧后点左侧，重点在左侧，手指下有动脉搏动感，并觉两腰眼处发胀，有寒气循两腰眼下行，松手时，又有一股热气下行至两足。

脾俞穴：外散湿热，调虚胖的"大枢纽"

【穴位介绍】脾俞穴属足太阳膀胱经，位于人体的背部，在第

11胸椎棘突下，左、右旁开1.5寸。

【养生说明】脾俞穴是专门负责外散脾脏湿热之气的。如果脾脏中的湿热之气散不出去，脾的功能就会受损，脾是气血生化之源，脾一受损，气血就会虚弱。脾俞穴是人体内最重要的补气穴位之一，它就像铁路线上的一个大枢纽，这个枢纽不通畅，整条铁路就会瘫痪，脾脏内的湿热之气运送不出去，时间一长，整个人就会虚胖甚至生病。

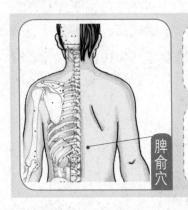

【经穴定位】在背部，当第11胸椎棘突下，旁开1.5寸。

【简易取穴】位于背部，从颈后第1脊椎骨数至第11脊椎骨，在其下缘旁开2横指处即是。

【按摩调治】利用指尖，强力按压背部脾俞穴3次，每次3～5秒，然后将手按放在脾胃部位，先自右向左平推30次，再自左向右平推30次。按摩时手掌要紧贴皮肤，向下的压力不要过大。

 膻中穴：臣使之官，让身材更加匀称

【穴位介绍】膻中穴为任脉上的要穴，位于胸部，由锁骨向下数至第4肋间隙，正中线上即是。

【养生说明】《黄帝内经》说："膻中者，为气之海""臣使之官，喜乐出焉"，即膻中穴是容纳一身之气的大海。所以，按摩此穴，可以打开"气闸"，让全身之气通行无阻。遇到不开心的

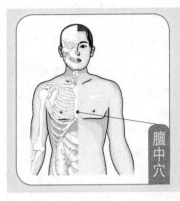

【经穴定位】在胸部，当前正中线上，平第4肋间，两乳头连线的中点。

【简易取穴】位于胸部，由锁骨向下数至第4肋间隙，正中线上即是。

事，多按摩此穴，也能让低落的情绪变得正常起来。

【按摩调治】选用拇指或中指的指腹，力度以稍有疼痛感为宜。每次按摩10秒左右，6次为1遍，一般每天按摩3～5遍。为了增强效果，按摩切忌用蛮力。按摩时，体质好的朋友，用力可稍大些；体质不好的朋友，动作要轻柔些。

 ## 气海穴：温阳益气，一穴就能暖全身

【穴位介绍】气海穴是任脉上的要穴，在下腹部，前正中线上，肚脐中央垂直向下1.5寸处即是。

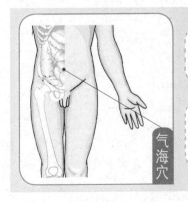

【经穴定位】在下腹部，前正中线上，当脐中向下1.5寸。

【简易取穴】位于下腹部，正中线上，肚脐中央向下2横指处即是。

【养生说明】气海穴是补气的要穴，中医学认为，此穴所在之处是人体之中央，是生气之源，人体的真气由此而生，所以对于阳气不足、生气乏源所导致的虚寒症状，气海穴往往具有温阳益气、扶正固本、培元补虚的功效。我们常说的下丹田，实际上就是指以气海穴为中心的一定区域。

【按摩调治】先以右掌心紧贴气海穴，按顺时针方向分小圈、中圈、大圈，按摩100～200次。再以左掌心，按逆时针方向如前法按摩100～200次，动作要轻柔、缓慢，按摩至有热感，就能感觉到体内气血顺畅，身体轻松。

第二节 瘦人补血怎么按

瘦人往往阴虚火旺，敏捷好动，易患口腔溃疡等。养生也有侧重点，瘦人按摩应以补血为主，可选择睡前泡脚来促进局部血液循环，也可按摩任脉的下脘穴、足阳明胃经的足三里穴等。

 隐白穴：生发脾气，有统血、止血之功效

【穴位介绍】在足拇趾末节内侧，距趾甲角0.1寸，赤白肉际处。

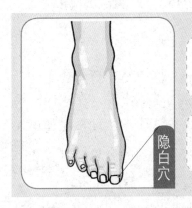

隐白穴

【经穴定位】在足内侧缘，当足拇趾（第1跖骨关节）前下方赤白肉际凹陷处。

【简易取穴】足拇趾与足掌所构成的关节前下方赤白肉际凹陷处即是。

【养生说明】隐白穴，主生发脾气，具有调经统血、健脾宁神的功效，是治疗月经过多、崩漏的要穴。按摩此穴可刺激脾经，促进气血源源不断地生化，是女性补血的大穴。可主治便血、尿血、腹胀、月经过多、崩漏、癫狂、多梦、惊风等症。配地机穴、三阴交穴治疗出血症。

【按摩调治】在隐白穴处按摩，每天按摩100下，力度以能忍受为准。

 ## 下脘穴：消食化积，调节吸收不良型瘦人

【穴位介绍】下脘穴属任脉，在上腹部，前正中线上，当脐中上2寸。

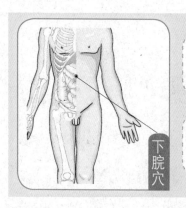

下脘穴

【经穴定位】在上腹部，前正中线上，当脐中上2寸。

【简易取穴】位于上腹部正中线上，肚脐中央垂直向上3横指处即是。

【养生说明】吸收不良型的人，一般表现为脸色缺乏光泽，身体偏向干瘦。主要问题是脾胃消化吸收能力差。下脘穴在腹部，离脾胃很近。中医里有个选穴原则，叫"临近选穴"，就是在疾患部位的周围和附近选穴，这有点儿近水楼台先得月的意思。这种选穴方法，实践证明效果很好。下脘穴能消食导滞，健脾和胃。

【按摩调治】每天用双手拇指轮流按压下脘穴，每次按摩3～5分钟，此养生穴位能让食物顺利完成从初步切碎到彻底消化的全过程。长期坚持按摩，胃口就会逐渐好起来。

足三里穴：调节劳碌型瘦人的灵芝草

【穴位介绍】足三里穴是中医经穴治疗中涉及范围最广的穴位之一，在小腿前外侧，当犊鼻下3寸，距胫骨前缘1横指（中指）。

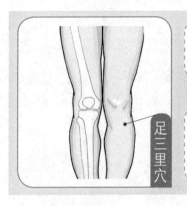

足三里穴

【经穴定位】在小腿前外侧，当犊鼻下3寸，距胫骨前缘1横指（中指）。

【简易取穴】取站位弯腰，将同侧手虎口围住髌骨上外缘，其余四指向下，中指指尖处即是。

【养生说明】劳碌型的人工作上操心的事情多，睡眠质量不好，在家又非常勤劳，从早到晚脑子和手不闲着。精力消耗大，体力也透支。这些人往往食欲不太好，消化也不好。脾胃是后天之本，足三里穴就是人体内的一株灵芝仙草。中医学认为，人体最多气多血的经络是胃经，而足三里穴是胃经的主要穴位之一，对消化系统有双向良性调节的作用。我们中医里有句话叫"肚腹三里留"，大致意思就是胃肠消化方面的问题，用足三里穴就能解决。

【按摩调治】用拇指或中指揉两侧足三里穴，两手按住两侧穴位，朝同一方向转动（顺时针或逆时针均可），转36圈后，再朝反方向转动。注意揉动不能太快，保持呼吸均匀、和缓，两手手指要带动皮肉，不摩擦表面的皮肤。

悬钟穴：只需10分钟，调和气血很轻松

【穴位介绍】悬钟穴为足少阳胆经穴位，在小腿外侧，当外踝尖上3寸，腓骨前缘。

【养生说明】老年人睡觉的时候特别容易落枕，这是因为老年人体弱，气血虚弱，一旦睡眠姿势不当，枕头过高或过低，造成颈部一侧肌群在较长时间内处于过度拉伸状态，局部气血失于调和，寒邪乘虚而入，导致血液循环障碍影响代谢产物的排出，颈部肌肉便产生了痛感和僵硬感。而悬钟穴主髓，髓与骨相连，对气血虚弱和失调导致的落枕有很好的调节作用。

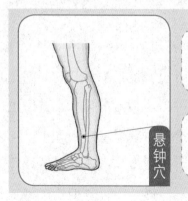

悬钟穴

【经穴定位】在小腿外侧，当外踝尖上3寸，腓骨前缘。

【简易取穴】外踝尖垂直向上4横指，腓骨前缘处即是。

【按摩调治】用中指指腹揉按悬钟穴，力度以产生酸胀感为宜，每次左、右各5分钟，就能感到颈部变轻松了，如释重负。

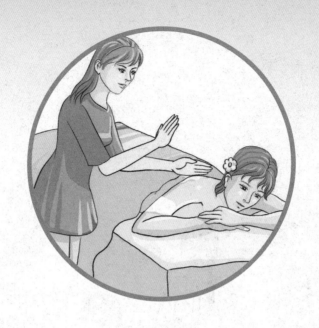

下篇 既病防变，生了病怎么按

人吃五谷，孰能无病？内科病、外科病、男科病、妇科病等常见病症不知困扰着多少人。在"看医难，看病贵"的今天，不知有多少人为这些疾病耗费了大量钱财和精力，有时效果却并不尽如人意。那么，不要犹豫，赶快踏上这趟穴位按摩的健康快车吧！它会让你不花钱、不吃药，一学就会，一用就灵！而且，利用闲暇时光长期坚持按摩，会给你的身体带来实实在在的改善。

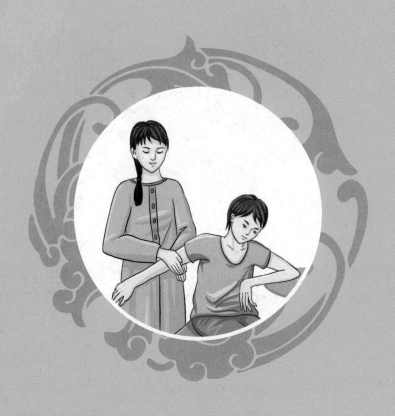

第六章

调治内科病怎么按

"有什么别有病，没什么别没钱"，这是人民群众的良好心愿。但是，人吃五谷，难免会生病。一旦患上感冒、咳嗽、哮喘、贫血等内科常见病，花钱治疗是免不了的，有的效果却并不尽如人意。那么，有没有一种方法是康利"双赢"呢？答案是肯定的，那就是按摩，一种不吃药的绿色养生方法。通过按摩，我们就可以从外在的保养着手，去收获内在脏腑的健康，而且此方法不用花一分钱，一看就懂，一学就会。不妨按照以下方法，开始您按摩治疗内科疾病的实践。

感 冒

病 解 → 诊 断 → 按摩治疗 → 辨证加按 → 健康贴士

【病解】

感冒，又称"伤风"，是一种常见的外感性疾病，一年四季均可发病，尤以人体抵抗力低下及冬、春两季气候骤变时发病较多。临床表现为鼻塞、流涕、咽痛、打喷嚏、怕冷而继发头痛、发热、咳嗽、全身酸痛等。感冒患者因外感病邪的不同，有风寒、风热和暑湿之分。

【诊断】

风寒感冒是因风吹受凉所致，秋冬发生较多。其症状主要表现为浑身酸痛、鼻塞流涕、咳嗽有痰、脉浮紧或浮缓、发热等。

风热感冒是由风热之邪犯表、肺气失和所致。其症状表现为发热重、微恶风、头胀痛、有汗、咽喉红肿疼痛、咳嗽、痰黏或黄、鼻塞黄涕、口渴喜饮、舌尖边红、苔薄白微黄。

暑湿感冒是因夏季闷热，湿度比较大，在这个时候大家都比较贪凉，如吹空调等，感受了风寒之邪所致。症状主要表现为发热重、恶寒轻，一般患者没有寒冷的感觉，只是发热、出汗多但是不解热。

【按摩治疗】

（1）用拇指按揉法按揉印堂、太阳两穴，每个穴位按压2分钟。

（2）用抹法从印堂穴抹到太阳穴，从印堂穴交替抹到上星穴，反复抹3分钟，用抹法分抹前额到鬓发处3分钟。

（3）用拇指按揉法推按肺俞穴1分钟。

【辨证加按】

（1）风寒感冒：用扫散法加按头颞部2分钟。

（2）风热感冒：用拿法加按背部的肩井穴2分钟。

（3）暑湿感冒：用拇指按揉法按压迎香穴2分钟。

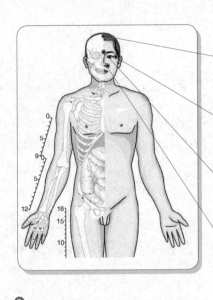

❶ 上星穴 在头部，当前发际正中直上1寸。

❷ 太阳穴 在颞部，当眉梢与目外眦之间，向后约1横指的凹陷处。

❸ 印堂穴 位于人体前额部，当两眉头间连线与前正中线之交点处。

❹ 迎香穴 在鼻翼外缘中点旁，当鼻唇沟中间。

❺ 肩井穴 在肩上，前直乳中，当大椎与肩峰端连线的中点上。

❻ 肺俞穴 在背部，当第3胸椎棘突下，旁开1.5寸。

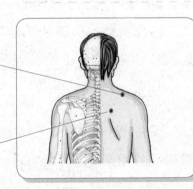

健康贴士 感冒患者要注意劳逸结合，每晚用热水泡脚15～20分钟，泡后双脚要发红，可预防感冒。另外，感冒刚发生时，可用电吹风对着太阳穴吹3～5分钟热风，每日数次，可减少感冒症状。

咳 嗽

病 解 → 诊 断 → 按摩治疗 → 辨证加按

【病解】

咳嗽是肺系疾患的主要症候之一，包括现代医学上的呼吸道感染、急慢性支气管炎、支气管扩张、各种肺炎等。中医学认为，本病多由外邪侵袭、肺气失宣所致，也可由于脏腑功能失调，累及肺脏，肺失其肃降而发生。

【诊断】

外感咳嗽：由风寒燥热等外邪侵犯肺系引起。其特征是发病急、病程短、常常并发感冒。

内伤咳嗽：因脏腑功能失调，内邪伤肺，致肺失肃降引发所致。内伤咳嗽的特征是病情缓、病程长、因五脏功能失常引起。

【按摩治疗】

天突穴：取坐位，用左手拇指指尖点于天突穴，示指末节置于颈项平衡位置，指力沿胸骨柄的后缘向下点住不动1分钟，力度以不影响呼吸为宜。按摩天突穴可治疗咳嗽、失语、支气管炎等症。

膻中穴：取坐位或仰卧位，以左手大鱼际或掌根贴于膻中穴，逆时针方向按揉2分钟，以胀麻感向胸部放松为佳，膻中穴可治疗咳嗽、呼吸困难、乳房疼痛等症。

中府穴：取坐位或仰卧位，用中指点按中府穴不动，约半分钟，然后向外揉2分钟，即觉呼吸通畅，咳嗽症可缓解。

列缺穴：取坐位或仰卧位，用对侧拇指端用力向下揉1分钟，然后顺时针方向轻柔2分钟，以感觉到酸痛为度。列缺穴可治疗头痛、颈椎僵硬疼痛等症。

【辨证加按】

（1）外感咳嗽：加按天门、坎宫、劳宫穴各30次；按合谷、风池穴各10次。

（2）内伤咳嗽：加按脾经、肾经300次，按揉脾、胃各20次，肾俞穴30次。

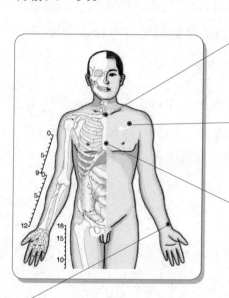

❶ 天突穴　在颈部，当前正中线上胸骨上窝中央。

❷ 中府穴　在胸外侧部，云门下1寸，平第1肋间隙处，距前正中线6寸。

❸ 膻中穴　在胸部，当前正中线上，平第4肋间，两乳头连线的中点。

❹ 列缺穴　在前臂桡侧缘，桡骨茎突上方，腕横纹上1.5寸，当肱桡肌与拇长展肌腱之间。

❺ 劳宫穴　在手掌心，当第2、3掌骨之间偏于第3掌骨，握拳屈指的中指尖处。

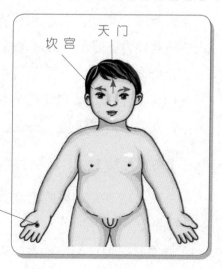

坎宫　天门

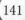

哮喘

【病解】

哮喘可发于任何年龄，外源性哮喘常因过敏性体质，吸入过敏源，如药粉、灰尘等，引起支气管平滑肌痉挛、收缩及黏膜充血、水肿，分泌增加，广泛性小气管狭窄，哮喘发作；中医学认为痰宿内伏于肺，遇外邪、饮食、情志、劳倦等诱因触动肺中伏痰而发病。

【诊断】

肺气亏虚型：症状为哮喘反复发作、正气虚弱，可见面色苍白无华、自汗怕风、食少脘痞、疲乏无力、大便溏薄、脉细弱无力。

脾气亏虚型：症状为动则息促、耳鸣腰酸、畏寒肢冷、自汗、食少腹胀便溏、舌淡体胖、脉沉细无力。

【按摩治疗】

大椎穴：取正坐位，用中指点按大椎穴20~30次，此穴可提高人体防病能力，是治疗哮喘的保健要穴。

定喘穴：取坐位，右手手指或中指指端按右侧定喘穴，右手示指或中指按左侧定喘穴，每穴按揉2分钟，以局部有明显的酸痛感为佳，此穴可治疗哮喘、咳嗽、肩背痛等症。

【辨证加按】

肺气亏虚型：加按脾俞、足三里穴各10分钟，力度不要太大，以自觉酸胀为佳。

脾气亏虚型：加按肾俞、太溪穴各5分钟，力度以胀痛为宜。

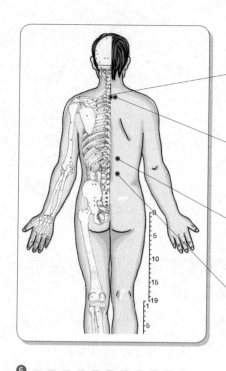

❶ 大椎穴 在后正中线上，第7颈椎棘突下凹陷中。

❷ 定喘穴 位于人体背部，第7颈椎棘突下，旁开0.5寸。

❸ 脾俞穴 在背部，当第11胸椎棘突下，旁开1.5寸。

❹ 肾俞穴 在腰部，当第2腰椎棘突下，旁开1.5寸。

❺ 足三里穴 在小腿前外侧，当犊鼻下3寸，距胫骨前缘1横指（中指）。

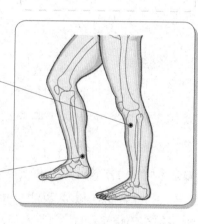

❻ 太溪穴 在足内侧，内踝后方，当内踝尖与跟腱之间的凹陷处。

增效食疗方

萝卜汁炖豆腐：白萝卜1个，豆腐500克，白糖50克。将白萝卜洗净，去皮，榨汁，装入杯中待用。豆腐切成小块，在开水中汆一下捞出，再将豆腐、白萝卜汁同放入锅内，上火煮开5分钟，加入白糖，再烧开即可食用。可清热润肺，止咳平喘，治疗老年哮喘。

头 痛

【病解】

头痛是人自我感觉到的一种病症，在临床上较为常见。头痛，既可单独出现，为病；亦可并发于其他疾病中，为症。中医认为，头痛一证，急性为"头痛"，慢性为"头风"。根据临床表现，一般又可分为外感头痛和内伤头痛两大类。急性头痛，多为外感；慢性头痛，多为内伤。

【诊断】

风寒头痛：表现为怕冷，且加衣、厚被取暖不能缓解者，常喜欢用东西裹着头部，舌苔薄白。

风热头痛：头胀痛，头痛重者感觉头要裂开一样，发热，面色红，口渴，喝水多，大便不畅或大便干结，小便黄，舌苔黄。

肝阳头痛：以头两侧为重，心烦易怒，面红口苦，胁肋痛，舌质红，舌苔薄黄。

肾虚头痛：头空痛，眩晕，耳鸣，腰膝酸软，男性有遗精，女性有带下，舌红，少苔。

血虚头痛：头痛、头晕，面色无华，心慌，舌质淡。

【按摩治疗】

太阳穴：每天清晨醒来后和晚上临睡以前，用双手中指按太阳穴转圈揉动，先顺揉7~8圈，再逆揉7~8圈，反复几次，连续数日，偏头痛可以大为减轻。

百会穴：取端坐或仰卧位，选准百会穴，用中指和示指按顺时针方向按揉2分钟，再点按半分钟，以酸胀感向头部四周放散为佳。

头维穴：用中指指腹顺时针方向按揉两侧头维穴约2分钟，然后分别点按半分钟，以酸胀感向整个前头部和两侧分散为佳。

率谷穴：取端坐或仰卧位，用中指和示指顺时针方向按揉头两侧的率谷穴约2分钟，以感到头两侧酸胀为佳。

【辨证加按】

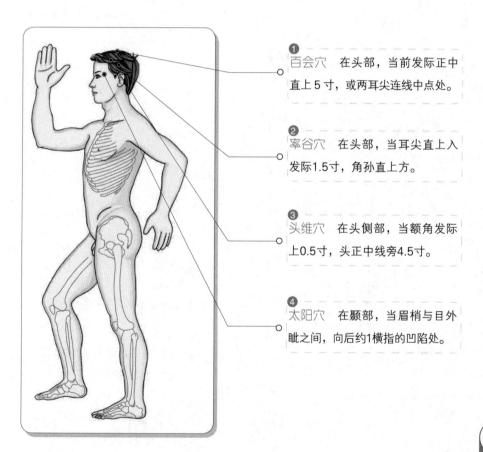

❶ 百会穴　在头部，当前发际正中直上5寸，或两耳尖连线中点处。

❷ 率谷穴　在头部，当耳尖直上入发际1.5寸，角孙直上方。

❸ 头维穴　在头侧部，当额角发际上0.5寸，头正中线旁4.5寸。

❹ 太阳穴　在颞部，当眉梢与目外眦之间，向后约1横指的凹陷处。

风寒头痛：用掌搓法加按搓背部。

风热头痛：用拇指点加按外关穴1分钟。

肝阳头痛：用拇指加按章门、太冲、行间穴各1分钟。

肾虚头痛：用拇指按揉法加按肾俞、鱼腰、攒竹、三阴交穴各1分钟。

血虚头痛：用拇指按揉法加按揉心俞、膈俞、脾俞、气海穴各1分钟。

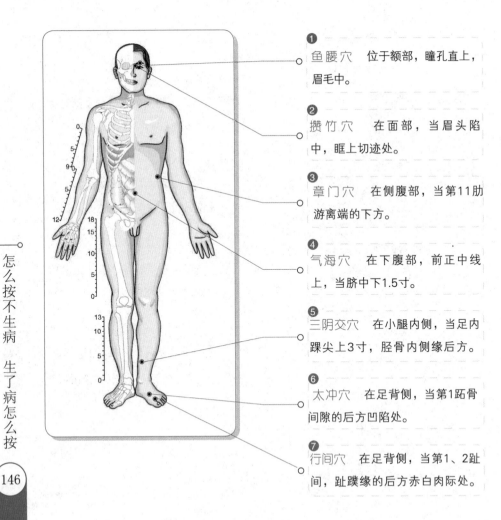

❶ 鱼腰穴　位于额部，瞳孔直上，眉毛中。

❷ 攒竹穴　在面部，当眉头陷中，眶上切迹处。

❸ 章门穴　在侧腹部，当第11肋游离端的下方。

❹ 气海穴　在下腹部，前正中线上，当脐中下1.5寸。

❺ 三阴交穴　在小腿内侧，当足内踝尖上3寸，胫骨内侧缘后方。

❻ 太冲穴　在足背侧，当第1跖骨间隙的后方凹陷处。

❼ 行间穴　在足背侧，当第1、2趾间，趾蹼缘的后方赤白肉际处。

❽ 心俞穴 在背部，当第5胸椎棘突下，旁开1.5寸。

❾ 膈俞穴 在背部，当第7胸椎棘突下，旁开1.5寸。

❿ 脾俞穴 在背部，当第11胸椎棘突下，旁开1.5寸。

⓫ 肾俞穴 在腰部，当第2腰椎棘突下，旁开1.5寸。

⓬ 外关穴 在前臂背侧，当阳池与肘尖的连线上，腕背横纹上2寸，尺骨与桡骨之间。

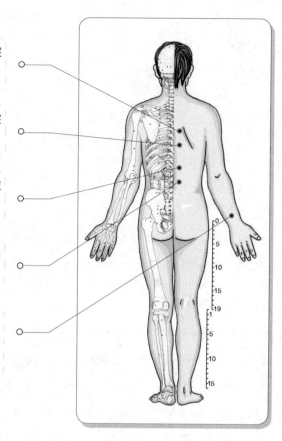

增效食疗方

半夏山药粥：山药30克，清半夏30克。山药研末，先煮半夏取汁一大碗，去渣，调入山药末，再煮数沸，酌加白糖和匀，空腹食。燥湿化痰，降逆止呕。适宜头痛兼见咳嗽、恶心、呕吐者服用。

失眠

病　解 → 诊　断 → 按摩治疗 → 辨证加按 → 增效食疗方

【病解】

失眠，是指经常不能获得正常的睡眠，轻者入寐困难，或寐而不酣、时寐时醒、醒后不能再寐，严重者可整夜不能入眠。

【诊断】

肝郁化火型：多因恼怒、烦闷而生，表现为少寐、急躁易怒、目赤口苦、大便干结、舌红苔黄、脉弦而数。

痰热内扰型：常由饮食不节、暴饮暴食、恣食肥甘生冷或嗜酒成癖，导致肠胃受热、痰热上扰，表现为不寐、头重、胸闷、心烦、嗳气、吞酸、不思饮食、苔黄腻、脉滑数。

阴虚火旺型：多因身体虚精亏、纵欲过度、遗精，使肾阴耗竭、心火独亢，表现为心烦不寐、五心烦热、耳鸣健忘、舌红、脉细数。

心脾两虚型：由于年迈体虚、劳心伤神或久病大病之后，引起气虚血亏，表现为多梦易醒、头晕目眩、神疲乏力、面黄色少华、舌淡苔薄、脉细弱。

【按摩治疗】

三阴交穴：取坐位，小腿放于对侧大腿上，用拇指按于对侧三阴交穴，顺时针方向按揉约2分钟，此穴对失眠、食欲减退有较好的疗效。

安眠穴：全身放松，先做3次深呼吸，然后呼吸保持均匀，用双手拇指按于安眠穴，顺时针方向按揉约2分钟。按摩此穴可有助于提高睡眠。

四神聪穴：取坐位，用双手示指、中指同时点揉四神聪穴，点揉2分钟，以局部有酸胀感为佳。按摩此穴可治疗失眠、神经衰弱等症。

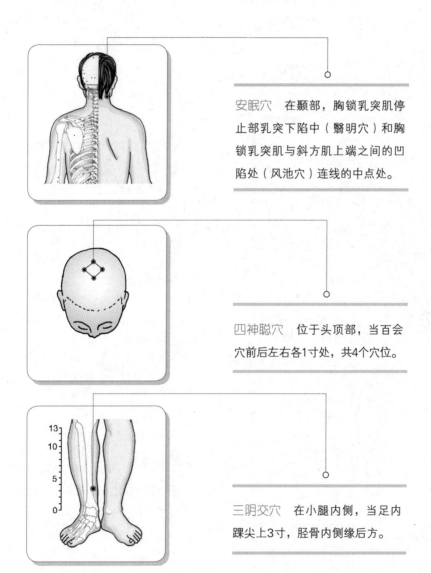

安眠穴　在颞部，胸锁乳突肌停止部乳突下陷中（翳明穴）和胸锁乳突肌与斜方肌上端之间的凹陷处（风池穴）连线的中点处。

四神聪穴　位于头顶部，当百会穴前后左右各1寸处，共4个穴位。

三阴交穴　在小腿内侧，当足内踝尖上3寸，胫骨内侧缘后方。

【辨证加按】

肝郁化火型：用拇指点按法加按期门、章门、太冲穴各2分钟。

痰热内扰型：用拇指指端法加按神门、内关、丰隆、足三里穴各1分钟。

阴虚火旺型：用小鱼际擦法加按涌泉穴，以透热为度。

心脾两虚型：用拇指按揉法加按揉神门、足三里、三阴交穴各2分钟。

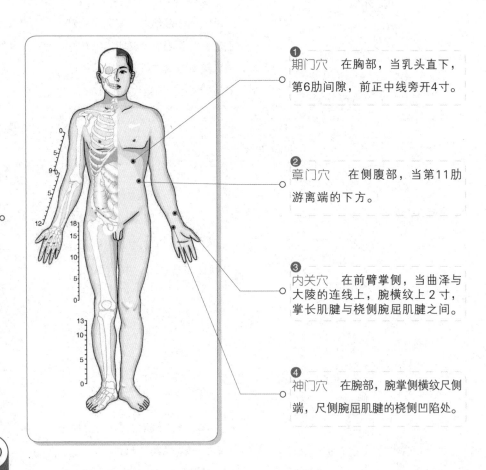

❶ 期门穴　在胸部，当乳头直下，第6肋间隙，前正中线旁开4寸。

❷ 章门穴　在侧腹部，当第11肋游离端的下方。

❸ 内关穴　在前臂掌侧，当曲泽与大陵的连线上，腕横纹上2寸，掌长肌腱与桡侧腕屈肌腱之间。

❹ 神门穴　在腕部，腕掌侧横纹尺侧端，尺侧腕屈肌腱的桡侧凹陷处。

❺

涌泉穴　在足底部，卷足时足前部凹陷处，约当第2、3趾趾缝纹头端与足跟连线的前1/3与后2/3交点上。

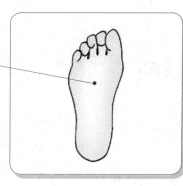

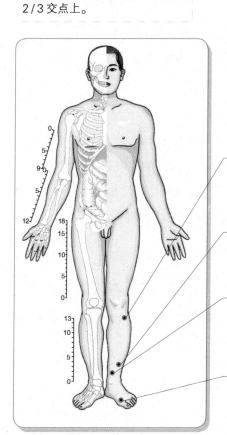

❻

足三里穴　在小腿前外侧，当犊鼻下3寸，距胫骨前缘1横指（中指）。

❼

丰隆穴　在小腿前外侧，当外踝尖上8寸，条口外，距胫骨前缘二横指（中指）。

❽

三阴交穴　在小腿内侧，当足内踝尖上3寸，胫骨内侧缘后方。

❾

太冲穴　在足背侧，当第1跖骨间隙的后方凹陷处。

增效食疗方

红枣葱白汤：红枣20枚，葱白7根。将红枣洗净，用水泡发，煮20分钟，再将葱白洗净加入，连续用文火煮10分钟。吃枣，喝汤，睡前服，连服数天。可补益心肺，养血安眠，治疗心悸、失眠。

贫血

病　解 → 诊　断 → 按摩治疗 → 增效食疗方

【病解】

贫血是各种不同病因引起的综合病症。血液中红细胞和血红蛋白量明显低于正常时就称为贫血。正常男性血红蛋白量为120～150克／升，女性为100.5～150克／升；正常男性红细胞数为$(4.0～5.0) \times 10^{12}$／升，女性为$(3.5～5.0) \times 10^{12}$／升。

【诊断】

贫血的主要症状为头昏、眼花、耳鸣、面色苍白或萎黄、气短、心悸、身体消瘦、夜寐不安、疲乏无力、指甲变平变凹易脆裂、注意力不集中、食欲不佳、月经失调等。

【按摩治疗】

（1）按摩治疗贫血的单穴

神门、大陵穴：用拇指和食指揉捏神门、大陵穴，每次3~5分钟。

隐白、大敦穴：用牙签刺激足部的隐白、大敦穴，每个穴位刺激7~15次。

（2）按摩治疗贫血的反射区

心脏反射区：按揉手部的心脏反射区3~5分钟。动作要连续而有规律，用力由小渐大，再由大渐小，均匀地按摩。

心、脾反射区：用拇指指腹推揉足部的心、脾反射区，每个反射区按摩3~5分钟。操作时指掌要紧贴体表，用力稳健，速度缓慢均匀，应沿骨骼走向施行，且在同一层次上推动。

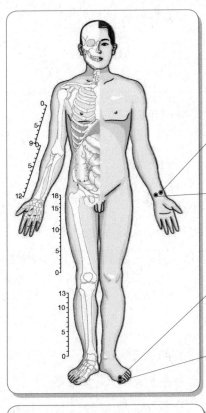

① 神门穴　在腕部，腕掌侧横纹尺侧端，尺侧腕屈肌腱的桡侧凹陷处。

② 大陵穴　在腕掌横纹的中点处，当掌长肌腱与桡侧腕屈肌腱之间。

③ 大敦穴　在足大趾末节外侧，距趾甲角0.1寸。

④ 隐白穴　在足大趾末节内侧，距趾甲角0.1寸。

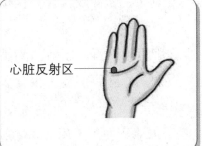

心脏反射区

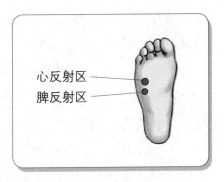

心反射区
脾反射区

增效食疗方

木耳红枣羹：黑木耳15克，红枣15个，冰糖适量。将黑木耳、红枣温水泡发洗净，放入小碗，加水和冰糖适量，隔水蒸煮1小时，熟烂后即可食用，每日2次。可补气养血，生津健脾，治疗贫血。

眩 晕

病 解 → 诊 断 → 按摩治疗 → 辨证加按

【病解】

眩晕是指眼花头晕，眩是眼花，晕是头晕，二者常同时并见。现代医学认为，眩晕是人体对于空间的定向感觉障碍或平衡感觉障碍，是多种疾病的一种症状，最常见的是梅尼埃病、贫血、高血压、动脉硬化、颈椎病、神经官能症等。

【诊断】

肝阳上亢型：因肾阴不足、肝失润养，或忧郁恼怒、肝阴暗耗、肝阳上扰清窍，可发生眩晕。症状为面有潮红、少寐多梦、耳鸣、腰膝酸软、五心烦热、气躁易怒、舌质红、脉细数，且一旦烦劳或恼怒时症状便会加重。

痰湿中阻型：因饮食味重油腻，损伤脾胃，聚湿中阻，清阳不升，浊阴不降，可引起眩晕。症状为头重如蒙、胸膈痞闷、少食多寐、舌苔白腻、脉滑。

气血不足型：因思虑烦劳，内伤心脾，心虚则血行不周，脾虚则生化之源不足，气血亏虚，不能上充隋海也可发眩晕。症状为头晕目眩、面色苍白、唇白不华、心悸少寐、神疲乏力、舌质淡、脉细弱。

【按摩治疗】

风池穴：取坐位，用中指和拇指按压头部的风池穴，每次按压30秒，可消除眩晕与头部的不适感，对头部各种症状均有效果。

太溪穴：取坐位，用拇指压脚部的太溪穴，按摩力度以感到胀痛为好，此穴可消除眩晕及心情浮躁等症状。

心俞穴：用示指和中指按压心俞的左、右穴位，此穴可治疗血液循环不良所引起的眩晕症状。

厥阴俞穴：俯卧，用拇指稍加力量加按厥阴俞穴，此穴可促进血液循环，改善眩晕症状。

【辨证加按】

肝阳上亢型：用一指禅推法加按推心俞、肝俞、肾俞、命门穴各1分钟。

痰湿中阻型：用指腹法加按膻中、中府、云门穴各1分钟。

气血不足型：用拇指按揉法加按揉中脘、气海、足三里、心俞、脾俞等穴各1分钟。

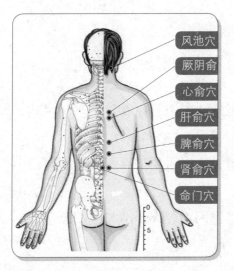

① 足三里穴　在小腿前外侧，当犊鼻下3寸，距胫骨前缘1横指（中指）。

② 太溪穴　在足内侧，内踝后方，当内踝尖与跟腱之间的凹陷处。

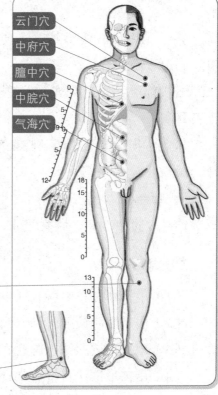

便秘

【病解】

中医认为，便秘系大肠传导功能失常所致，但常与脾、胃、肺、肝、肾等脏腑功能失调有关。外感寒热之邪、内伤饮食情志、阴阳气血不足等皆可形成便秘。概括说来，便秘的直接原因不外乎热、气、冷、虚四种，胃肠积热者发为热秘，气机瘀滞者发为气秘，阴寒积滞者发为冷秘，气血阴阳不足者发为虚秘。

【诊断】

胃肠燥热：大便干结、小便黄、面红身热或微热、口干、口臭、心烦、舌红苔黄。

气机郁滞：排便困难、大便干结或不干、频有胃气上犯喉间、舌苔薄腻。

气血亏损：大便不畅、临便努挣不出、便下并不干结、便后出汗、短气、舌淡、苔薄。

阴寒凝结：大便干或不干、排出困难、小便清长、四肢不温、喜热怕冷、腹中冷痛、腰脊酸痛、舌淡、苔白。

【按摩治疗】

（1）用指摩法在中脘、天枢穴按摩2分钟。

（2）用掌摩法按顺时针方向摩整个腹部6分钟。

（3）用拇指按揉法在脾俞、肾俞、大肠俞等穴各按摩2分钟。

（4）用掌平推法直推腹部1分钟。

（5）用拇指点法点按长强穴2分钟。

【辨证加按】

胃肠燥热型：用拇指点按法点足三里、支沟、曲池穴各1分钟；用拇指平推法从足三里穴开始推到下巨虚穴为止，反复操作2分钟。

气机郁滞型：用指腹法加按摩膻中穴1分钟；用拇指按揉法点按中府、云门、期门穴各1分钟。

气血亏损型：用掌擦法横擦脾俞、胃俞穴处，以透热为度。

阴寒凝结型：用小鱼际擦法擦足底涌泉穴2分钟。

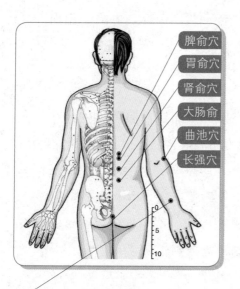

脾俞穴
胃俞穴
肾俞穴
大肠俞
曲池穴
长强穴

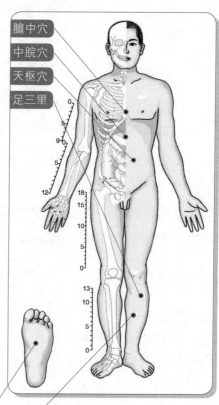

膻中穴
中脘穴
天枢穴
足三里

❶ 支沟穴　在前臂背侧，当阳池与肘尖的连线上，腕背横纹上3寸，尺骨与桡骨之间。

❷ 涌泉穴　在足底部，卷足时足前部凹陷处，约当第2、3趾趾缝纹头端与足跟连线的前1/3与后2/3交点上。

❸ 下巨虚穴　在小腿前外侧，当犊鼻下9寸，距胫骨前缘1横指（中指）。

腹 痛

病 解 → 诊 断 → 按摩治疗 → 增效食疗方

【病解】

腹痛不仅是腹部疼痛引起的症状，同时也是全身性疾病引起的疾病症状之一。腹痛的病因极为复杂，包括炎症、肿瘤、出血、梗阻、穿孔、创伤及功能障碍等。

【诊断】

腹痛包括内脏性腹痛、躯体性腹痛及感应性腹痛三种。

内脏性腹痛：主要是因腔内压力增高被伸展、扩张而引起。

躯体性腹痛：分布于腹部皮肤、腹壁肌层和腹膜壁层以及肠系膜根部脊神经末梢，因受腹腔内、外病变或创伤等刺激而引起。

感应性腹痛：腹腔脏器病变时在相应神经节段的体表或深部感到的疼痛。亦有表现在远隔部位的，为放射性痛。

【按摩治疗】

中脘穴：取仰卧位或坐位，先用示指或中指点按中脘穴半分钟，然后按顺时针方向按揉2分钟，以局部有酸胀感为佳。此穴可治疗消化系统疾病，对腹痛、腹胀有较好的疗效。

下脘穴：取仰卧位或坐位，先用示指或中指点按下脘穴半分钟，然后按顺时针方向按揉2分钟，以局部有酸胀感为佳。此穴可治疗消化系统疾病，对腹痛、腹胀有较好的疗效。

天枢穴：取仰卧位或坐位，用双手拇指或中指按压两侧天枢穴半分钟，然后按顺时针方向按揉2分钟，以局部感到酸胀并向整个腹部放散为好。此穴对腹痛、腹胀、恶心有较好的疗效。

气海穴：中指指端放于气海穴，按顺时针方向按揉2分钟，揉至发热时疗效佳。此穴对腹痛、腹胀、便秘有较好的疗效。

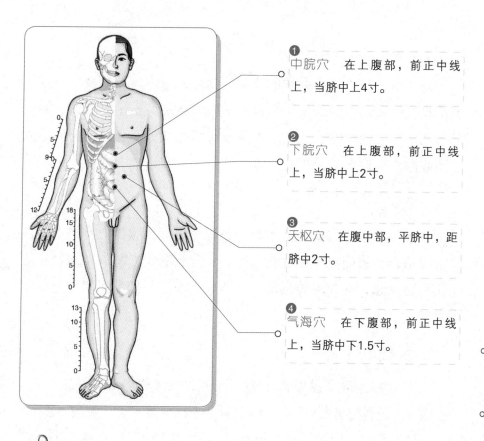

❶ 中脘穴　在上腹部，前正中线上，当脐中上4寸。

❷ 下脘穴　在上腹部，前正中线上，当脐中上2寸。

❸ 天枢穴　在腹中部，平脐中，距脐中2寸。

❹ 气海穴　在下腹部，前正中线上，当脐中下1.5寸。

增效食疗方

黄芪良姜糯米粥：黄芪20克，高良姜6克(研末)，糯米100克，红糖适量。将黄芪与糯米煮熟，再加入高良姜末及红糖煮片刻，趁热服食。适用于中虚腹痛。

胃下垂

【病解】

胃下垂，是指站立时胃的下缘达盆腔，胃小弯弧线最低点降至髂嵴连线以下。本病的发生多是由于膈肌悬吊力不足，肝胃、膈胃韧带功能减退而松弛，腹内压下降及腹肌松弛等因素，加上体形或体质等因素，使胃呈无张力型胃。

【诊断】

消瘦、乏力、胃部胀闷不舒，进餐时更甚，腹部似有物下坠，平卧时减轻，腹痛无周期性及节律性，常有呕吐、嗳气，饱餐后脐下部可见隆起，而在上腹部反而凹陷。上腹部可扪及强烈的主动脉搏动。

【按摩治疗】

（1）患者俯卧，按摩者沿着患者脊柱两侧做推摩，上下反复3遍。

（2）沿脊柱旁1.5寸处，自下而上进行捏脊，上下反复3遍。

（3）示指、中指并拢，沿脊柱两旁1.5寸处进行点按，来回做3遍，手法要有力度、有协调性。

（4）按揉肝俞、脾俞、胃俞、小肠俞穴，力度中等。

（5）患者仰卧，按摩者将手掌贴在患者肚脐的右侧，以顺时针方向推摩腹部20~30次，然后用拇指、示指及中指配合着患者呼吸，缓缓下按中脘穴，再慢慢松手，时间约为1分钟。

（6）用双手拇指按揉内关、足三里、关元、气海穴各3分钟，以患者感到酸胀为宜。

①
中脘穴　在上腹部，前正中线上，当脐中上4寸。

②
气海穴　在下腹部，前正中线上，当脐中下1.5寸。

③
内关穴　在前臂掌侧，当曲泽与大陵的连线上，腕横纹上2寸，掌长肌腱与桡侧腕屈肌腱之间。

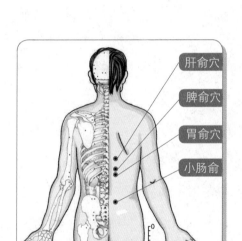

肝俞穴
脾俞穴
胃俞穴
小肠俞

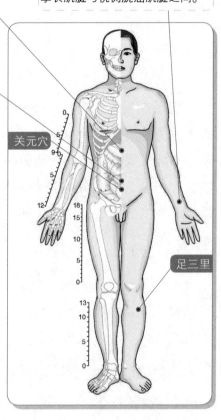

关元穴

足三里

健康贴士

切勿暴饮暴食，宜少吃多餐；戒烟、酒，禁肥甘、辛辣刺激的食品，宜吃易消化、营养丰富的食品；不要参加重体力劳动和剧烈活动，特别是进食后；饭后散步，有助于本病的康复；保持乐观情绪，勿暴怒，勿郁闷；要耐心坚持治疗、食物调理和康复锻炼，要有战胜疾病的信心。

细菌性痢疾

病　解 → 诊　断 → 按摩治疗 → 辨证加按 → 健康贴士

【病解】

细菌性痢疾是由感染性痢疾杆菌引起的常见肠道传染病，主要表现为急性发热等全身中毒症状，腹痛、腹泻、里急后重及排脓血便。本病主要通过污染性病菌的食物、饮水和手等进入体内。

中医认为是由外感时邪、内伤饮食、外邪侵入肠胃、肠道经络受损，致气滞血瘀，出现腹痛、下痢、里急后重、虚脱等症状。

【诊断】

湿热蕴结型：表现为腹痛坠胀、下痢频频、痢下赤白脓血、腥臭稠黏、里急外重、肛门灼热、舌苔黄腻、脉滑数。

久痢体虚型：表现为痢下赤白、白多赤少、腹痛、里急后重、形寒身重、午后低热、心烦、口干舌燥、舌淡红、苔白腻、脉濡缓。

【按摩治疗】

大椎穴：用双手手指用力按压大椎穴，力度以有酸胀感为宜。过敏体质且易患痢疾者，按压此穴会有疼痛感。

天枢穴：用拇指指腹用力按压天枢穴1分钟，力度以有酸胀感为宜。

曲池穴：一手固定患者手臂，另一手用力按压曲池穴1分钟，力度以有酸胀感为宜。

三阴交穴：仰卧，用拇指指端用力按压三阴交穴1分钟，力度以有酸胀感为宜。

【辨证加按】

湿热蕴结型：加按隐白穴，按摩手法要求用力可略大，时间要稍短，按压时间持续5~30秒。

久痢体虚型：加按阴陵泉、气海穴，按摩手法要求用力可略大，时间要稍短，每穴按压时间持续5~30秒。

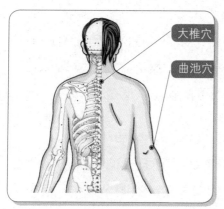

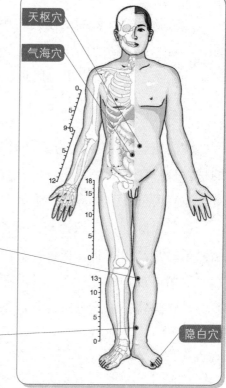

❶
阴陵泉穴　在小腿内侧，当胫骨内侧髁后下方凹陷处。

❷
三阴交穴　在小腿内侧，当足内踝尖上3寸，胫骨内侧缘后方。

健康贴士　痢疾期间要喝开水，杜绝喝生水；另外，注意个人卫生，养成饭前、便后洗手的良好卫生习惯；用消毒过的水洗瓜果、蔬菜和碗筷及漱口。

慢性肠炎

病　解 → 诊　断 → 按摩治疗 → 健康贴士

【病解】

经常肠鸣，且有痢疾倾向的疾病，称为慢性肠炎。一旦肠鸣，马上如厕，不久就能排出软便，为小肠炎。反之，虽然立即如厕，却难以排便，即所谓的里急后重，很可能就是大肠炎。

【诊断】

脾胃虚弱型：症状为大便时溏时泻、迁延反复、完谷不化、纳呆食少、食后不舒、稍进油腻食物则大便次数明显增多、面色萎黄、神疲倦怠、舌淡苔白、脉细弱。

肝气乘脾型：症状为胸胁胀闷、嗳气食少，每当抑郁恼怒或情绪紧张之时，即腹痛、腹泻，舌淡红，脉弦。

脾肾阳虚型：症状为脐周作痛、肠鸣即泻、泻后则安、形寒肢冷、腰膝酸软、舌淡苔白、脉沉细。

【按摩治疗】

大肠俞穴：张开五指，用拇指指端用力点按大肠俞穴，其余四指抱住两侧腰部，各按摩5分钟，以感到有酸胀感为宜。

天枢穴：患者仰卧，按摩者用力按压患者天枢穴，并做圈状运动，2分钟，以感到酸胀为宜。

胃俞穴：患者仰卧，按摩者沿着患者脊柱两侧用力按摩胃俞穴1分钟，然后自上而下反复摩擦5遍，直至患者皮肤发红。

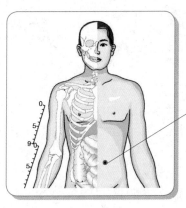

① 天枢穴　在腹中部，平脐中，距脐中2寸。

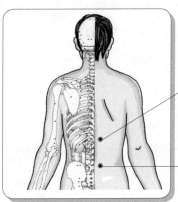

② 胃俞穴　在背部，当第12胸椎棘突下，旁开1.5寸。

③ 大肠俞穴　在腰部，当第4腰椎棘突下，旁开1.5寸。

 健康贴士

（1）注意劳逸结合，不可太过劳累；暴发型、急性发作和严重慢性型患者，应卧床休息。

（2）注意衣着，保持冷暖相适；适当进行体育锻炼以增强体质。

（3）一般应进食柔软、易消化、富有营养和足够热量的食物。宜少量多餐，补充多种维生素。勿食生、冷、油腻及多纤维素的食物。

（4）注意食品卫生，避免肠道感染诱发或加重本病。忌烟酒、辛辣食品、牛奶和乳制品。

（5）平时要保持心情舒畅，避免精神刺激，解除各种精神压力。

慢性支气管炎

病　解 → 诊　断 → 按摩治疗 → 辨证加按

【病解】

慢性支气管炎是一种常见病、多发病，该病常为病毒感染，继而合并细菌感染。其主要临床表现为慢性或反复性咳嗽、咳痰，冬季加重，夏季缓解，持续两年以上。中医认为，本病与肺、脾、肾三脏功能失调有关，急性期迁延至慢性则易致虚证。轻度时，以经穴疗法可减轻症状。

【诊断】

慢性支气管炎中医分为风邪袭肺（包括风寒束肺、风热犯肺及风燥伤肺）、痰湿蕴肺和肾虚喘促。

风寒束肺型：症状为咳嗽、鼻塞、流涕、头痛、恶寒发热、舌苔薄白、脉浮紧。

风热犯肺型：症状为头痛、鼻塞、咳嗽、流涕、身热、口渴、咽痛、脉浮数。

风燥伤肺型：症状为干咳无痰，或痰少粘连成丝，或痰中带血丝、唇鼻干燥、口渴、舌红干而少津、脉浮沉。

痰湿蕴肺型：症状为连声咳嗽、反复发作、痰多白黏稠或多吐白沫痰、夜重日轻、胸闷脘痞、食少体倦、面容虚肿、舌苔白腻、脉濡滑。

肾虚喘促型：症状为稍微活动则气喘越发严重、气短，或咳而气怯，多为阵咳、痰多喉鸣、食少、小便不利、足背水肿。

【按摩治疗】

中府穴：用拇指指腹放在对侧中府穴上，适当用力按揉1分钟，以有酸胀感为佳。

肺俞穴：上肢绕过肩后，将中指指腹放在同侧肺俞穴上，适当点揉1分钟，以有酸胀感为佳。

【辨证加按】

（1）风寒束肺型：加按风池、尺泽、合谷穴各2分钟，力度以有胀痛感为佳。

（2）风热伤肺型：加按鱼际、曲池、少商穴各3分钟。

（3）风燥伤肺型：加按阴陵泉、照海、孔最穴各3分钟。

（4）痰湿蕴肺型：加按肺俞、大椎、尺泽、太渊、鱼际穴各2分钟。

（5）肾虚喘促型：加按肺俞、肾俞、脾俞、大椎、足三里穴各2分钟。

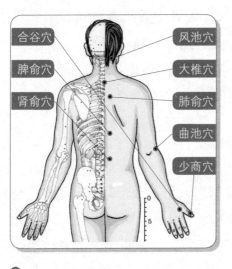

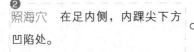

❶ 太渊穴　在腕掌侧横纹桡侧，桡动脉搏动处。

❷ 照海穴　在足内侧，内踝尖下方凹陷处。

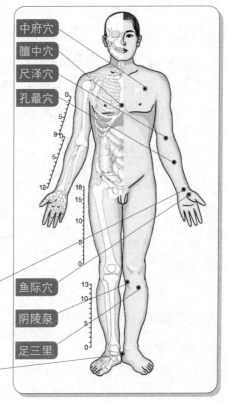

高血压

病 解 → 诊 断 → 按摩治疗 → 健康贴士

【病解】

高血压病属中医的"头痛"、"眩晕"等病证范畴，是一种以体循环动脉血压升高为特征的临床综合征，多发生在40岁以上中老年人身上，是临床常见、多发病。

【诊断】

初期患者往往多年无症状，仅在无意中发现高血压。以后可有颈后或头部胀痛、头晕、眼花、流鼻血、心慌、烦躁、记忆力不好、失眠等症状。后期则出现心、脑、肾等方面的不良反应。

高血压脑病常表现为血压突然增高，伴有剧烈头痛、眩晕、呕吐，甚至抽搐至昏迷，也可伴有脑血管意外及脑水肿。

【按摩治疗】

降压沟穴：用拇指、示指捏住耳郭，拇指置于耳背，示指近端指关节屈曲置于耳郭内面，示指不动，用拇指螺纹面自耳郭背面隆起的上端向耳垂方向单方向抹动，左、右各50次，此穴位主治高血压。

百会穴：取端坐或仰卧位，选准穴位，以中指或示指按揂之，由轻渐重地连做20~30次。此穴对高血压头痛、眩晕、健忘的治疗有较好的疗效。

风池穴：将双手拇指指腹分别放于两侧风池穴处，由轻而重以顺时针方向按揉2分钟，以局部有酸胀感为佳，此穴位可治疗高血压、头晕、头胀痛等疾患。

太冲穴：取坐位，用大拇指或示指点按太冲穴半分钟，再顺时针方向按揉2分钟，以局部感到酸胀为佳。此穴位对高血压头胀痛、头晕、偏头痛有较好的疗效。

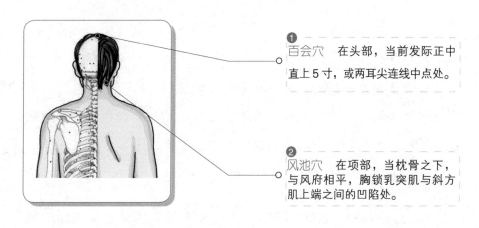

❶ 百会穴　在头部，当前发际正中直上5寸，或两耳尖连线中点处。

❷ 风池穴　在项部，当枕骨之下，与风府相平，胸锁乳突肌与斜方肌上端之间的凹陷处。

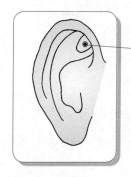

❸ 降压点穴　在耳部三角窝的内三角处。

❹ 太冲穴　在足背侧，当第1跖骨间隙的后方凹陷处。

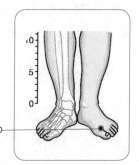

健康贴士　　如果已被医生诊断为高血压病，就应按医嘱吃药，不可随便停药；养成良好的生活习惯，戒烟、酒；饮食宜清淡，尤其要减少盐的摄入量。

低血压

病　解 → 诊　断 → 按摩治疗 → 健康贴士

【病解】

低血压是指收缩压≤90毫米汞柱、舒张压≤60毫米汞柱者。典型症状有头晕、头痛、耳鸣、失眠、心悸、消瘦、面色苍白、两眼发黑、站立不稳、全身乏力、食欲不振、手足冰凉等。

【诊断】

低血压分急性和慢性两种，急性者多伴随昏厥、休克同时发生；慢性者多由体质消瘦、体位突然变化、内分泌功能紊乱、慢性消耗性疾病及营养不良、心血管疾病或居住高原地区等因素引起。

【按摩治疗】

气海穴：中指指端放于气海穴，顺时针方向按揉2分钟，揉至发热时疗效佳。此穴对腹痛、腹泻、低血压、月经不调有很好的疗效。

中脘穴：取坐位或仰卧位，用食指和中指按压中脘穴2分钟，以局部有酸胀感为佳。此穴对低血压、贫血、腹胀、腹痛有很好的疗效。

人中穴：取仰卧位，用拇指指尖掐住人中穴1分钟，力量适当重一些，以有酸胀感为佳。

涌泉穴：用左手小鱼际肌部推按右足涌泉穴，交替进行，用力

怎么按不生病　生了病怎么按

170

宜重，手贴足心皮肤，频率宜快，推按的距离稍长，此穴对治疗发热、呕吐、眩晕、低血压、恶心烦热有很好的疗效。

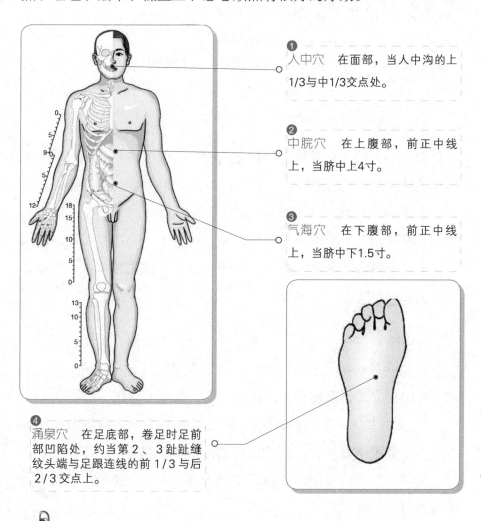

❶ 人中穴　在面部，当人中沟的上1/3与中1/3交点处。

❷ 中脘穴　在上腹部，前正中线上，当脐中上4寸。

❸ 气海穴　在下腹部，前正中线上，当脐中下1.5寸。

❹ 涌泉穴　在足底部，卷足时足前部凹陷处，约当第2、3趾趾缝纹头端与足跟连线的前1/3与后2/3交点上。

健康贴士　平时养成运动的习惯、均衡的饮食，培养开朗的个性及足够的睡眠。所以低血压的患者，应生活规律；低血压患者入浴时，要小心防范突然起立而晕倒，泡温泉也尽量缩短时间；慎用血管扩张剂、镇静降压等药物。

糖尿病

病　解 → 诊　断 → 按摩治疗 → 健康贴士

【病解】

糖尿病是由于各种原因导致体内胰岛素分泌绝对或相对不足而引起以糖、蛋白质、脂肪等一系列代谢紊乱为主的全身性疾病。

糖尿病主要症状表现为多饮、多食、多尿、消瘦等，即常说的"三多一少"。严重的还可引起酮症酸中毒、昏迷等。糖尿病多发生于中年以后，男性发病率略高于女性。糖尿病相当于中医学中"消渴病"范畴。

【诊断】

眼睛疲劳、视力下降：感到眼睛很容易疲劳，看不清东西，站起来时眼前发黑，眼皮下垂，视界变窄，看东西模糊不清。

饥饿和多食：常常感到异常饥饿，食量大增，但依旧饥饿。

手脚麻痹、发抖：有顽固性手脚麻痹、手脚发抖、手指活动不灵及阵痛感、下肢麻痹、腰痛，不想走路，夜间小腿抽筋、眼运动神经麻痹。

【按摩治疗】

大椎、肺俞等穴：按揉大椎、肺俞、胰俞、脾俞、胃俞、肾俞、腰眼穴各50～100次，力度以产生胀痛感为宜。

膻中、中脘等穴：按压膻中、中脘、神阙、气海、关元穴各50～100次，力度以轻柔为宜。

太冲、太溪穴：点按太冲、太溪穴各50~100次，力度以产生酸痛感为宜。

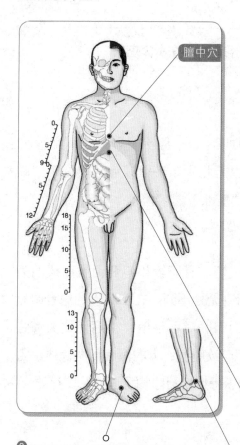

膻中穴

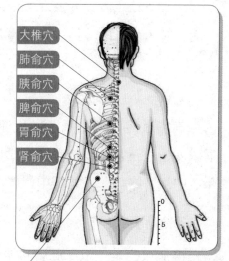

大椎穴
肺俞穴
胰俞穴
脾俞穴
胃俞穴
肾俞穴

❶ 腰眼穴　位于腰部，第四腰椎棘突下，旁开约3.5寸凹陷中。

❷ 中脘穴　在上腹部，前正中线上，当脐中上4寸。

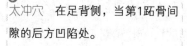

❸ 太冲穴　在足背侧，当第1跖骨间隙的后方凹陷处。

❹ 太溪穴　在足内侧，内踝后方，当内踝尖与跟腱之间的凹陷处。

健康贴士　　　控制饮食，少吃含糖食品，少吃或不吃含糖多的水果，多吃蔬菜和豆制品；避免过度紧张和精神刺激；节制性生活。

高脂血症

病 解 → 诊 断 → 按摩治疗 → 增效食疗方

【病解】

高脂血症是指由于脂肪代谢或运动异常使一种或多种血浆脂质浓度超过正常范围。在中医学中无此病名，但其症状散见于"眩晕、中风、脑痹"等病证中，属"痰浊"、"痰痹"范畴。

【诊断】

高脂血症是一组以脏腑功能失调、膏脂输化不利而致以痰浊为主要致病因素的疾病。痰浊致病周身无处不到。在临床上的患者中有的因脾虚痰瘀阻络而致肢麻；有的因肝肾不足聚痰生瘀而致头痛眩晕；有的因心脾不足痰瘀阻痹胸阳而致胸痹；有的因脾肾两虚痰瘀阻窍而成痴呆。这些患者通过化痰浊、行痰瘀治疗均可取得一定疗效。

【按摩治疗】

太阳穴：用手指按顺时针或逆时针方向按揉太阳穴，每个方向按揉1分钟，每天按摩10次，力度逐渐加强，此穴对高血脂的治疗有很好的作用。

中脘穴：用拇指指端按压中脘穴1分钟，力度稍轻。

气海穴：用双手手指指端按揉气海，做环状运动，力度适中，可反复操作。

内关穴：用手指指腹垂直按压，拿捏内关，每次2分钟，每日2次。

足三里穴：用双手手指指腹用力按压足三里穴，或者手掌打开，握住腿部，用拇指按压此穴，力度可稍微大一点，每日2次，每次5分钟。

三阴交穴：用拇指指腹按压三阴交穴，每日2次，每次5分钟左右。

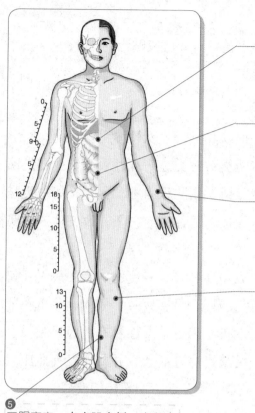

❶ 中脘穴 在上腹部，前正中线上，当脐中上4寸。

❷ 气海穴 在下腹部，前正中线上，当脐中下1.5寸。

❸ 内关穴 在前臂掌侧，当曲泽与大陵的连线上，腕横纹上2寸，掌长肌腱与桡侧腕屈肌腱之间。

❹ 足三里穴 在小腿前外侧，当犊鼻下3寸，距胫骨前缘1横指（中指）。

❺ 三阴交穴 在小腿内侧，当足内踝尖上3寸，胫骨内侧缘后方。

❻ 太阳穴 在颞部，当眉梢与目外眦之间，向后约1横指的凹陷处。

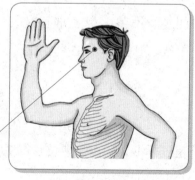

增效食疗方　黑芝麻降脂粥：黑芝麻30克，大米40克，桑葚30克，白糖10克。先将黑芝麻、大米、桑葚一同捣碎，再放入砂锅中加清水1000毫升，煮成糊状。加入白糖即可食用。本品具有降脂、软化血管的功效，适合高脂血症患者食用。

肥胖症

【病解】

肥胖症可始于任何年龄，但以40～50岁女性多见。目前，医学界认为引起肥胖的原因大致有两类：一类是病理性致肥，主要是因为内分泌失调、体内脂肪代谢障碍、脂肪积而不"化"；另一类是生理性致肥，主要是因为饮食失控、营养摄入失衡，致使体内脂肪过量堆积。

由于患者肥胖程度不同，表现亦各异，轻度肥胖者一般无任何症状，中度和重度肥胖者有行为缓慢、易感疲劳、气促、负重关节酸痛或易出现退行性病变。男性可有阳痿，女性可有月经量减少、闭经、不孕，患者常有腰酸、关节疼痛等症状，并易伴发高血压、冠状动脉粥样硬化性心脏病、痛风、糖尿病、胆石症等疾病。

【诊断】

标准体重（kg）=[身高（cm）-100]×0.9，如果患者实际体重超过标准体重20%即可诊断为肥胖症，但必须排除由于肌肉发达或水分潴留的因素。

【按摩治疗】

足三里、上巨虚等穴：按揉足三里、上巨虚、下巨虚穴各30～50次。

三阴交、涌泉穴：点按三阴交、涌泉穴各50～100次，力度适中。

内庭穴：掐内庭穴10～30次，以感觉疼痛为佳。

按揉的腹部的期门、中脘、天枢、关元穴各50次，力度稍重，以产生胀痛感为佳。

　　按压背部的脾俞、胃俞、大肠俞、小肠俞穴各50~100次，力度稍重，以产生疼痛感为佳。

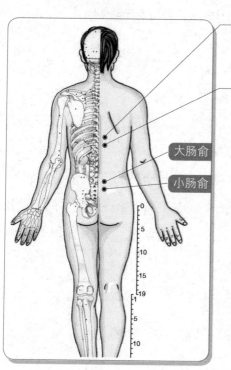

❶ 脾俞穴　在背部，当第11胸椎棘突下，旁开1.5寸。

❷ 肾俞穴　在腰部，当第2腰椎棘突下，旁开1.5寸。

大肠俞

小肠俞

中脘穴

期门穴

天枢穴

关元穴

足三里

上巨虚

下巨虚

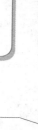

❸ 三阴交穴　在小腿内侧，当足内踝尖上3寸，胫骨内侧缘后方。

❹ 内庭穴　在足背，第2、3趾间缝纹端。

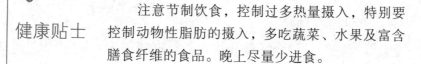

健康贴士　　注意节制饮食，控制过多热量摄入，特别要控制动物性脂肪的摄入，多吃蔬菜、水果及富含膳食纤维的食品。晚上尽量少进食。

神经衰弱

病 解 → 诊 断 → 按摩治疗 → 辨证加按

【病解】

神经衰弱是一种以大脑功能性障碍为特征的疾病，属神经官能症的一种类型。本病多见于脑力劳动者，且多与个体素质有关，患者常常性格内向、脆弱多病、身体虚弱，对一些自身不适感觉过分关切。其发病因素有多种，如过度疲劳、中毒、精神创伤等，以上因素引起大脑功能失调，继而自主神经功能紊乱，从而导致一系列症状的产生。

【诊断】

中医认为，本病和心、肝、脾、肾有关，剧烈的情绪变化会引起肝脏功能失调。

心脾两虚型：症状为心悸气短、心神不宁、心烦口干、手足心热。

肝气郁结型：症状为精神抑郁、大便失常、月经不调等。

心脾两虚型：症状为心悸、健忘、面色黄、腹胀便溏。

【按摩治疗】

（1）按压百会、膏肓、肝俞、肾俞穴各30~50次，力度稍重。

（2）按揉天柱、印堂、太阳、期门、中脘、章门穴各50次，力度轻缓，不可用力过重。

（3）掐按神门、合谷穴各50次，力度以酸痛为宜。

（4）按压足三里、三阴交、太溪穴各50次，力度适中。

（5）揉搓涌泉穴100次，以有气感为佳。

【辨证加按】

心脾两虚型：加按神门、脾俞、胃俞穴，每个穴位按1分钟，按摩力度以感到酸胀感为宜。

肝气郁结型：加按肝俞、胆俞、阴陵泉、太冲穴，每个穴位按1分钟，按摩力度以感到酸胀感为宜。

心脾两虚型：加按神门、劳宫、涌泉穴，每个穴位按2分钟，以致透热为佳。

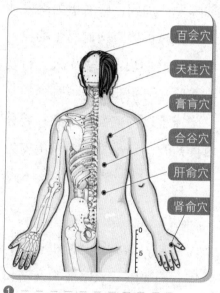

百会穴
天柱穴
膏肓穴
合谷穴
肝俞穴
肾俞穴

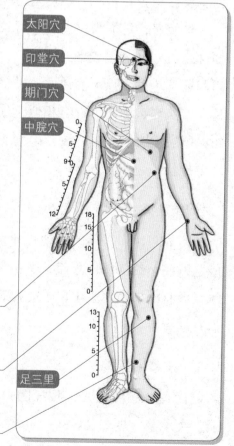

太阳穴
印堂穴
期门穴
中脘穴

足三里

❶ 章门穴　在侧腹部，当第11肋游离端的下方。

❷ 神门穴　在腕部，腕掌侧横纹尺侧端，尺侧腕屈肌腱的桡侧凹陷处。

❸ 三阴交穴　在小腿内侧，当足内踝尖上3寸，胫骨内侧缘后方。

三叉神经痛

病 解 → 诊 断 → 按摩治疗 → 健康贴士

【病解】

三叉神经痛，是指面部三叉神经分布区内出现阵发性、短暂性剧烈疼痛，本病可分为原发性和继发性两种，发病年龄多在中年以后，女性患者较多。若疼痛呈持续性阵发性加剧，应考虑为继发性三叉神经痛，可能为颅内疾患所致。发作时可伴有同侧面肌抽搐、面部潮红、流泪、流涎等症状。疼痛因面部动作或触及面、鼻及口腔前部（发痛点）而诱发；进食、洗脸均可引起。与中医学的头痛、偏头痛、面痛等颇有相似之处。临床上以一侧面部三叉神经分布区域突发难以忍受的剧烈疼痛（时间短暂）、恐惧、焦虑不安为主要症状。

【诊断】

疼痛可由口、舌的运动或外来刺激引起，常有一"扳机点"，触之即痛。约60%的患者疼痛发作时伴有同侧眼或双眼流泪及流口水，偶有面部表情肌出现不能控制的抽搐。有的皮肤发红、发热，偶有剧痒者。

【按摩治疗】

四白、颧髎等穴：按揉四白、颧髎、地仓、大迎、下关、百会、夹承浆、颊车穴各50~100次，力度以产生胀痛感为宜。

印堂穴：推印堂穴至神庭穴30~50次。

太阳穴：按揉两侧太阳穴30次，力度以局部产生温热感为宜。

风池穴：按揉风池穴10~20次，以局部有较强的酸痛感为宜。

太冲、太溪穴：点按太冲、太溪穴处各50~100次，力度以产生酸痛感为宜。

耳部面颊、上颌等穴：用双手示指和拇指指端用力捏揉或掐揉耳部面颊、上颌、下颌、枕等耳穴各2分钟，力度适中。

❶ 神庭穴　在头部，当前发际正中直上0.5寸。

❷ 印堂穴　位于人体前额部，当两眉头间连线与前正中线之交点处。

❸ 人中穴　位于上嘴唇沟的上1/3与下1/3交界处。

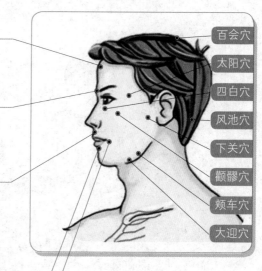

百会穴
太阳穴
四白穴
风池穴
下关穴
颧髎穴
颊车穴
大迎穴

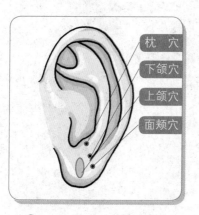

枕　穴
下颌穴
上颌穴
面颊穴

❹ 地仓穴　口角外侧，上直对瞳孔。

❺ 夹承浆穴　在下颌部，当颏唇沟中点旁开1寸处。

健康贴士　（1）对继发性三叉神经痛者，应先查明原因再进行治疗。
（2）患者要保持乐观的情绪，避免精神紧张。
（3）不食用刺激性食物及海鲜等发物，忌烟、酒。

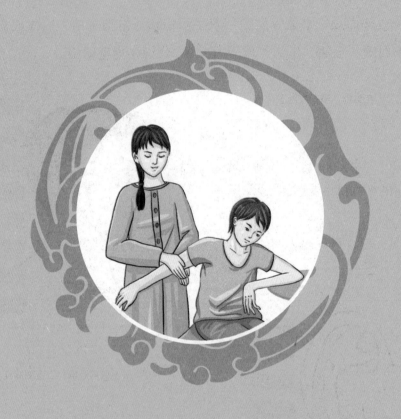

第七章

调治外科病怎么按

外科疾病类别繁多，如落枕、闪腰、腰痛等，这些疾病不但痛苦，往往还会搞得你没有"面子"。如何才能防患于未然呢？按摩是你简单而神奇的养生之法。它让你在享受全身保健的同时，不经意间将那些可能侵袭你健康的疾患扼杀在萌芽状态。

落枕

【病解】

落枕又称"失枕"，是一种常见病，好发于青壮年，以冬、春季节多见。落枕的常见发病经过是入睡前并无任何症状，晨起后却感到项背部明显酸痛，颈部活动受限。这说明病起于睡眠之后，与睡枕及睡眠姿势有密切关系。

【诊断】

落枕的临床表现为晨起突感颈后部、上背部疼痛不适，以一侧为多，或有两侧俱痛者，或一侧重、一侧轻。多数患者可回想到昨夜睡眠位置欠佳，检查时颈部肌肉有触痛。由于疼痛，使颈项活动欠利，不能自由旋转，严重者俯仰也有困难，甚至头部强直于异常位置，使头偏向病侧。

【按摩治疗】

后溪穴：用拇指甲按于患侧后溪穴，力量由轻而重，使酸麻肿胀的感觉向上扩散，一般持续2~3分钟，此穴对颈椎病、落枕、手臂疼痛等疾病有较好的疗效。

肩井穴：取坐位，两手中指分别按于两侧肩井穴，用掌力和指力由轻而重地边拿、边提捏肌肉，同时按揉肩井穴，拿揉次数和时间以肩、项肌肉放松为度。此穴对付落枕有较好的疗效。

天宗穴：取坐位，主动放松颈部肌肉，用中指在患侧天宗穴用力按揉2分钟，以肩背有酸胀、上肢发软无力为度，按揉时缓缓转动颈项，转动幅度由小变大。此穴对落枕、肩背部损伤有较好的疗效。

风池穴：取端坐位，将两手拇指和中指腹放于两侧风池穴处，由轻渐重点压，然后用揉法做顺时针方向按揉，直至穴位局部感觉酸胀。在按摩过程中，轻轻地转动颈部，一般操作2分钟左右，此穴对落枕有较好的疗效。

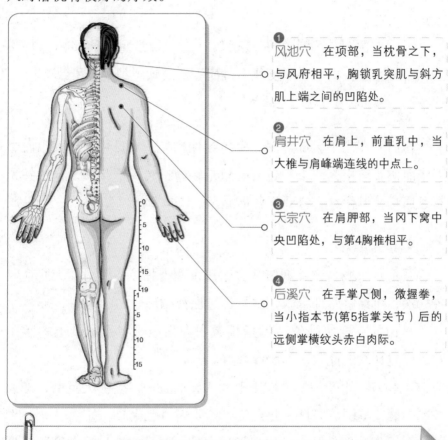

❶ 风池穴　在项部，当枕骨之下，与风府相平，胸锁乳突肌与斜方肌上端之间的凹陷处。

❷ 肩井穴　在肩上，前直乳中，当大椎与肩峰端连线的中点上。

❸ 天宗穴　在肩胛部，当冈下窝中央凹陷处，与第4胸椎相平。

❹ 后溪穴　在手掌尺侧，微握拳，当小指本节(第5指掌关节)后的远侧掌横纹头赤白肉际。

健康贴士　预防落枕首先是要有个好的枕头造型，如枕头最好中间部分有凹陷，预防轻易滑落，承托颈部。对于合理的枕头高度，女士应掌握在8～10厘米，男士大约在10～15厘米为宜。枕头也不能太宽太轻，宽度最好在相当于肩至耳的距离即可，柔软度以易变形为度。

闪腰

【病解】

闪腰在医学上称为急性腰扭伤，为一种常见病，多由姿势不正、用力过猛、超限活动及外力碰撞等造成软组织受损所致。

【诊断】

伤后立即出现腰部疼痛，呈持续性剧痛，次日可因局部出血、肿胀而使腰痛更为严重；也有的只是轻微扭转一下腰部，当时并无明显痛感，但休息后感到腰部疼痛。

【按摩治疗】

肾俞、大肠俞穴：取俯卧位，双手用拇指按压肾俞、大肠俞穴各50次，可缓解腰部紧张，并可促进血液循环。

承山穴：取俯卧位，拇指稍微用力指压患者小腿肚上的承山穴，反复10次。此穴对闪腰疗效好。

上髎穴：用拇指用力按压上髎穴，而且一定要扩大范围，加大按摩上髎穴周围的区域。此穴位可预防病情恶化。

关元穴：取仰卧位，用拇指用力按压关元穴30次，力度以感到酸胀为宜，此穴对闪腰有奇效。

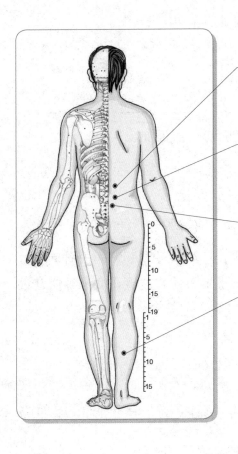

❶ 肾俞穴 在腰部，当第2腰椎棘突下，旁开1.5寸。

❷ 大肠俞穴 在腰部，当第4腰椎棘突下，旁开1.5寸。

❸ 上髎穴 在骶部，当髂后上棘与中线之间，适对第1骶后孔处。

❹ 承山穴 在小腿后面正中，委中与昆仑之间，当伸直小腿或足跟上提时腓肠肌肌腹下出现尖角凹陷处。

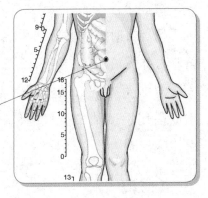

❺ 关元穴 在下腹部，前正中线上，当脐中下3寸。

健康贴士

　　尽量减轻腰部负担；避免久坐不动，勿长时间保持某种姿势不变；洗脸、拾重物时不要突然弯腰或起身；锻炼腰部肌肉，提高其柔韧性；多做伸展运动，提高肌肉和关节的灵活性，尽量减轻腰部负担。

痔疮

病　解 → 诊　断 → 按摩治疗 → 辨证加按

【病解】

痔疮是成年人极为常见的疾病，随年龄的增长发病率增高。得痔疮的原因很多，如习惯性便秘、妊娠和盆腔肿物、年老久病、体弱消瘦、长期站立或久坐、运动不足、劳累过度、食辛辣饮食过多、冬季缺乏蔬菜、肠道慢性炎症等。

【诊断】

湿热下注型：症状为肛门坠胀疼痛、大便下血、血色浑浊、便排不畅、便时有物脱出、里急后重、身重困乏、痔核渐红、舌红苔黄腻、脉弦滑。

气血两虚型：以痔脱出为主，症状为肛门坠胀、便时有物脱出，需用手还纳、少气懒言、便色多淡量多、头晕目眩、舌淡苔白、脉细无力。

【按摩治疗】

（1）患者仰卧，按摩者用拇指推拿、揉捏中脘、天枢、气海、关元、大横穴各2分钟，以有酸胀感为宜。

（2）患者屈膝，放松腹部，按摩者用掌根以顺时针方向摩擦肚脐周围以及下腹部3分钟，直至患者感到温热。

（3）患者仰卧，按摩者用中指指端用力按压长强穴2分钟。按压过后，患者可提肛收缩配合按摩。

（4）用拇指指端点按压患者承扶、足三里、承山穴各1分钟，以有酸胀感为宜。

【辨证加按】

湿热下注型：加按次髎、阳谷、长强、承山、二白等穴位，按压时用力可略大，时间要稍短，每穴按压时间持续5~30秒。

气血两虚型：用手指点加按气海、关元、腰阳关、长强穴，每穴1分钟，力度逐渐增大，按到穴位深处即可，每穴持续按压30~60秒，并可逆时针揉动。

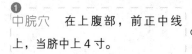

❶ 中脘穴　在上腹部，前正中线上，当脐中上4寸。

❷ 大横穴　在腹中部，距脐中4寸。

❸ 天枢穴　在腹中部，平脐中，距脐中2寸。

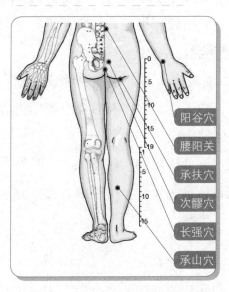

阳谷穴
腰阳关
承扶穴
次髎穴
长强穴
承山穴

气海穴
关元穴
二白穴
足三里

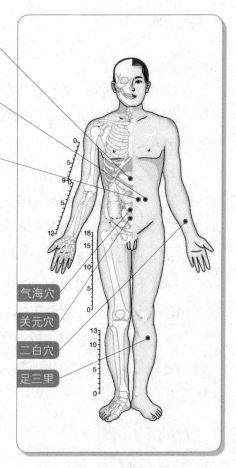

189

腰 痛

【病解】

腰痛，是指以腰部疼痛为主要症状的一类病症，可表现在腰部的一侧或两侧。中医把腰痛分为湿热腰痛、寒湿腰痛、瘀血腰痛和肾虚腰痛。腰痛的中医辨证治疗，实者祛邪活络为要，虚者补肾壮腰为主，兼调养气血。

【诊断】

（1）湿热腰痛：湿热腰痛表现为疼痛剧烈、弛痛烦扰、痛处多热。会因暑热、腰部受热而加重，也会因环境变冷而有所缓解，拒按。常伴有口渴不欲饮、尿黄赤，或午后身热、微汗出。

（2）寒湿腰痛：寒湿腰痛表现为遇冷腰疼剧烈，通常阴雨、寒冷季节因腰受寒湿而腰疼加重，喜欢温暖、喜揉喜按。严重的会有体倦乏力、食少腹胀或手足不湿等症状。

（3）瘀血腰痛：瘀血腰痛表现为痛处固定，或胀痛或如锥刺，可持续不解。通常夜间会加重，白天会减轻。有时伴有颜面色晦、唇暗、活动不利，甚则不能转侧等症状。

（4）肾虚腰痛：肾虚腰痛表现为其痛绵绵、酸楚如折、时作时止、酸软为主。会因劳累而加重，休息时又会有所缓解。常伴有膝腿无力。

【按摩治疗】

肾俞穴：取坐位或立位，双手中指按于两侧的肾俞穴，用力按揉30~50次；或握空拳揉擦穴位30~50次，擦至局部有热感为佳。

胃俞穴：取坐位或立位，双手中指按于两侧的胃俞穴用力2分钟；或握空拳揉擦穴位2分钟，擦至局部有热感为佳。

委中穴：取坐位，用中指或示指按于患侧委中穴，由轻渐重按揉20~40次。

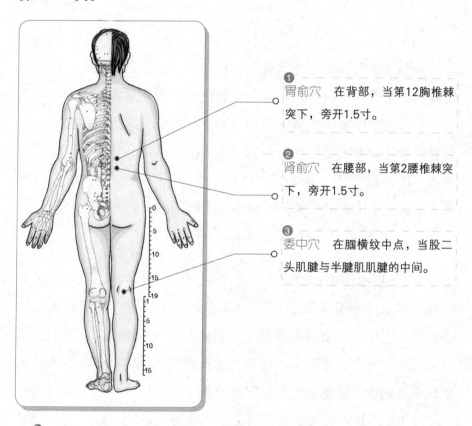

❶ 胃俞穴　在背部，当第12胸椎棘突下，旁开1.5寸。

❷ 肾俞穴　在腰部，当第2腰椎棘突下，旁开1.5寸。

❸ 委中穴　在腘横纹中点，当股二头肌腱与半腱肌肌腱的中间。

健康贴士

腰痛者的饮食一般与常人无多大区别。但要注意避免过多地食用生冷寒湿的食物，即使在夏天，也不宜多饮冰冻的饮料。对于性寒滑的水果，如西瓜，也不宜一次进食太多。对于慢性腰痛持续不断的，可常服一些固肾壮腰的中成药，如六味地黄丸、肾气丸、十全大补丸等，可根据体质和病情适当选用。

肩周炎

病　解 → 诊　断 → 按摩治疗

【病解】

　　肩周炎全名肩关节周围炎。本病患者多为中、老年人，多为单侧发病，左侧多于右侧，也有极少数患者双侧同时发病。肩周炎是一种以肩关节疼痛和活动不便为主要症状的常见病。此病如不能得到有效治疗，有可能严重影响肩关节的功能活动，妨碍日常生活。患者常不能做背手、梳头、系腰带、穿衣等动作。肩部肌肉有僵硬、紧张或肌肉萎缩现象，同时肩关节周围有明显压痛。

【诊断】

　　（1）肩部疼痛：肩部疼痛是本病最明显的症状，起初阵发性疼痛，多数为慢性发作，以后疼痛逐渐加剧，或为顿痛或刀割样痛。气候变化、劳累后或者偶然受到撞击常使疼痛加重。昼轻夜重为本病一大特点。多数患者在肩关节周围可触到明显的压痛点。大多数患者怕冷，即使在暑天肩部也不敢吹风。

　　（2）肩关节活动受限：肩关节多个方向活动受限，随着病情进展甚至梳头、穿衣、洗脸、叉腰等动作均难以完成。严重时肘关节功能也可受影响，屈肘时手不能摸到同侧肩部，尤其在手臂后伸时不能完成屈肘动作。

　　（3）肌肉痉挛与萎缩：三角肌、冈上肌等肩周围肌肉早期可出现痉挛，晚期可发生失用性肌萎缩，出现肩峰突起上举不便、后弯不利等典型症状，此时疼痛症状反而减轻。

【按摩治疗】

肩贞穴：取坐位，中指指端按于肩贞穴，顺时针方向按揉2分钟，力度适中，以局部有明显酸胀或酸痛感为佳。此穴对肩周病、四肢瘫痪等疾病有较好的疗效。

肩前穴：取坐位，用拇指螺纹面按揉患侧肩前穴2分钟，指下要实，力度适中，不可用蛮劲。以局部有酸胀感或酸痛感为度。此穴可治疗肩臂痛、肩部不举。

外关穴：前臂半屈，健手拇指螺纹面按在患侧外关穴，顺时针按揉2分钟，手法宜深沉用力，以局部有酸胀感并有向手掌和手指放射性麻木感为佳。此穴可治疗发热、感冒、肺炎、耳鸣等症。

合谷穴：一手拇指按于对侧合谷穴，其示指按于掌面相应部位，由轻渐重地掐揉10~20次，此穴可治疗肩周炎及手臂疼痛等症。

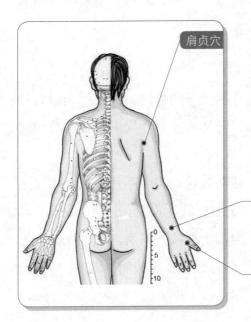

肩贞穴

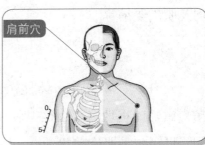

肩前穴

❶ 外关穴　在前臂背侧，当阳池与肘尖的连线上，腕背横纹上2寸，尺骨与桡骨之间。

❷ 合谷穴　在手背，第1、2掌骨间，当第2掌骨桡侧的中点处。

颈椎病

病 解 → 诊 断 → 按摩治疗 → 健康贴士

【病解】

颈椎病又称颈椎综合征，是指颈椎及其周围软组织，如颈间盘、后纵韧带、黄韧带、脊髓鞘膜等发生病理改变而导致颈神经根、颈部脊髓、椎动脉及交感神经受到压迫或刺激而引起的综合征。

【诊断】

颈椎病通常表现为头颈、肩臂麻木疼痛，重者肢体酸软乏力，甚则大小便失禁、瘫痪。部分患者可有头晕、耳鸣、耳痛和握力减弱及肌肉萎缩等。

【按摩治疗】

肩井穴：取坐位，双手中指分别按于两侧的肩井穴，用掌力和指力由轻而重地边拿边提捏肌肉，同时按揉肩井穴。拿揉次数和时间，以肩、项肌肉放松为度。

天宗穴：取坐位，主动放松颈部肌肤，用中指在患侧天宗穴上用力按揉2分钟，以肩背有酸胀、上肢发软无力感为度。

肩贞穴：以肩贞穴为中心，中指指端按于肩贞穴上，顺时针方向按揉2分钟，力度适中，以局部有明显酸胀或酸痛感为度。

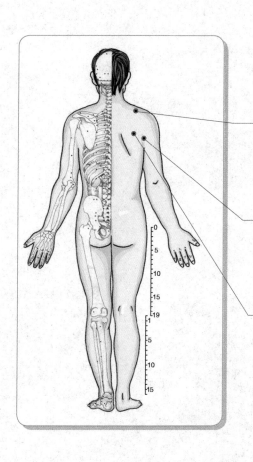

❶ 肩井穴 在肩上，前直乳中，当大椎与肩峰端连线的中点上。

❷ 肩贞穴 在肩关节后下方，臂内收时，腋后纹头上1寸。

❸ 天宗穴 在肩胛部，当冈下窝中央凹陷处，与第4胸椎相平。

健康贴士 颈椎病患者饮食宜清淡、易消化，忌油腻厚味的食物。颈椎病多因肝、肾不足，颈椎病患者宜长服枸杞、菊花平肝明目，芝麻、桂圆滋阴补肾，忌辛辣刺激性食物。视力模糊、流泪者，宜多食含钙、硒、锌类食物，如豆制品、动物肝、蛋、鱼、蘑菇、芦笋、胡萝卜。伴高血压者，多吃新鲜蔬菜和水果，如豆芽、海带、木耳、大蒜、芹菜、地瓜、冬瓜、绿豆。

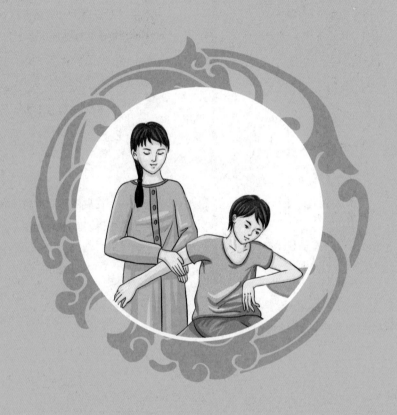

第八章

调治妇科病怎么按

女人如花，女人似水，如花似水的女人是上苍最得意的作品。然而妇科病却让女人备受痛苦，甚至眼睁睁看着美丽和健康流逝。利用身体里的大药（穴位）按摩，妇科疾病就能被消灭在萌芽中。

月经不调

病 解 → 诊 断 → 按摩治疗 → 辨证加按 → 健康贴士

【病解】

月经不调是妇科最常见的疾病之一，月经的期、量、色、质的任何一方面发生改变，均称为月经失调。情绪异常、寒冷刺激、节食、吸烟、喝酒、电磁波都会引起月经不调。常见的有经期提前、经期延迟、经期延长、月经先后不定期等。

【诊断】

（1）经期提前：月经周期缩短，短于21天，而且连续出现2个周期以上，属于排卵型功血。基础体温双相，增生期短，仅7～8天；或黄体期短于10天，或体温上升不足0.5℃。

（2）经期延迟：月经错后7天以上，甚至40～50天一行，并连续出现2个月经周期以上。有排卵者，基础体温双相，但增生期长，高温相偏低；无排卵者，基础体温单相。

（3）经期延长：月经周期正常，经期延长，经期超过7天以上，甚至2周方净。有炎症者平时小腹疼痛，经期加重，平时白带量多，色黄或黄白、质稠、有味。黄体萎缩不全者同时伴有月经量多；子宫内膜修复延长者在正常月经期后，仍有少量持续性阴道出血。

（4）月经先后不定期：月经提前或延迟，周期或短于21天，

怎么按不生病　生了病怎么按

或长于35天。

【按摩治疗】

肾俞穴：取坐位或立位，双手中指分别按于两侧肾俞穴上，用力按揉30~50次；或握拳用示指掌指关节突按揉穴位，擦至局部有热感为佳。此穴对月经不调、腰酸腿痛有较好的疗效。

八髎穴：取坐位，用掌揉法或擦法自上而下揉擦至尾骨两旁约2分钟，使局部有酸胀感。此穴对月经不调、小便不利、盆腔炎有较好的疗效。

中极穴：取坐位或仰位，先用示指或中指按顺时针方向按揉中极穴2分钟，再点按半分钟，以局部有胀痛为宜。此穴对小便不通、带下病、月经不调有较好的疗效。

关元穴：取坐位或仰卧位，先用示指或中指按顺时针方向按揉关元穴2分钟，再点按半分钟，以局部有胀痛为宜。此穴对腹痛、腹泻、月经不调有较好的疗效。

【辨证加按】

月经提前者：加按大肠俞、血海、解溪、隐白穴各1分钟，以被按摩部位酸胀为度。

经期延迟者：加按中脘、气海、足三里穴各按1分钟，以被按摩部位微热为度。

经期延长者：用拇指按揉法加按章门、期门穴，每个穴位按摩2分钟。

月经先后不定期者：加按关元、足三里、肾俞、命门穴，每个穴位按摩2分钟，以透热为度。

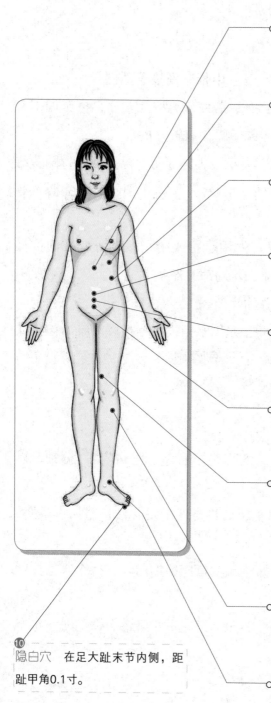

❶ 中脘穴　在上腹部，前正中线上，当脐中上4寸。

❷ 期门穴　在胸部，当乳头直下，第6肋间隙，前正中线旁开4寸。

❸ 章门穴　在侧腹部，当第11肋游离端的下方。

❹ 气海穴　在下腹部，前正中线上，当脐中下1.5寸。

❺ 关元穴　在下腹部，前正中线上，当脐中下3寸。

❻ 中极穴　在下腹部，前正中线上，当脐中下4寸。

❼ 血海穴　屈膝，在大腿内侧，髌底内侧端上2寸，当股四头肌内侧头的隆起处。

❽ 足三里穴　在小腿前外侧，当犊鼻下3寸，距胫骨前缘1横指（中指）。

❾ 解溪穴　在足背与小腿交界处的横纹中央凹陷处，当拇长伸肌腱与趾长伸肌腱之间。

❿ 隐白穴　在足大趾末节内侧，距趾甲角0.1寸。

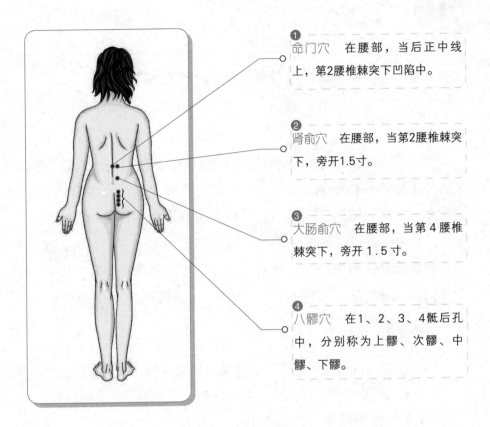

❶命门穴 在腰部，当后正中线上，第2腰椎棘突下凹陷中。

❷肾俞穴 在腰部，当第2腰椎棘突下，旁开1.5寸。

❸大肠俞穴 在腰部，当第4腰椎棘突下，旁开1.5寸。

❹八髎穴 在1、2、3、4骶后孔中，分别称为上髎、次髎、中髎、下髎。

健康贴士

　　黄芪乌鸡汤：乌骨鸡肉500克，黄芪30克。将乌骨鸡宰杀后去毛及内脏，洗净，切成小块；黄芪洗净；将鸡肉和黄芪放入锅内，加清水适量，武火煮沸后，文火煮2小时，调味即可。随量饮用。可调补气血，补肾调经，治疗月经不调。

痛经

病解 → 诊断 → 按摩治疗 → 辨证加按

【病解】

凡在经期前后或在行经期间发生腹痛或其他不适，以致影响生活和工作者称为痛经。痛经又分为原发性痛经和继发性痛经。原发性痛经指生殖器官无明显器质性病变的月经疼痛，又称功能性痛经，常发生在月经初潮或初潮后不久，多见于未婚或未孕妇女，往往经生育后痛经缓解或消失；继发性痛经指生殖器官有器质性病变，如子宫内膜异位症、盆腔炎和子宫黏膜下肌瘤等引起的月经疼痛。

【诊断】

中医认为，此病多由劳伤气血或受风寒之邪气，侵袭子宫所致。

（1）气滞血瘀型：多表现为小腹胀痛、血暗有块、胁肋胀痛。

（2）寒湿凝滞型：多表现为小腹冷痛、经质较稀。

（3）肝肾亏虚型：多表现为耳鸣眼干、腰膝酸软、易怒。

（4）气血亏虚型：多表现为小腹绵绵作痛、神疲酸软、面色苍白。

【按摩治疗】

关元穴：取仰卧位或坐位，先用示指或中指顺指针方向按揉关元穴2分钟，再点按半分钟，以局部有酸胀感为宜。此穴对腹痛、腹胀、痛经、月经不调有较好的疗效。

八髎穴：取坐位，用掌揉法或擦法自上而下揉擦至尾骨两旁约2分钟，以局部按压有酸胀感为度。此穴对小便不利、月经不调、痛经有较好的疗效。

中极穴：取坐位或仰卧位，中指放于穴位上，顺时针方向按揉2~3

分钟，以局部有酸胀感为度。此穴对闭经、月经不调有较好的疗效。

气海穴：双掌交叠，放于气海穴，顺时针方向按揉2分钟，揉至发热时疗效佳。此穴对腹泻、腹胀、月经不调、痛经有较好的疗效。

【辨证加按】

气滞血瘀型：加按血海、太冲穴，各按2分钟，加按这些穴位可理气调气血。

寒湿凝滞型：加按大椎、三阴交、气海穴，各按3分钟，加按这些穴位可温经散寒、化瘀止痛。

肝肾亏虚型：加按肝俞、肾俞、脾俞、中脘、气海等穴位，加按这些穴位可补肾培元，濡养胞脉。

气血亏虚型：加按中脘、三阴交、血海穴，加按这些穴位可调理气血，补养气血。

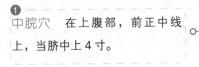

❶ 中脘穴　在上腹部，前正中线上，当脐中上4寸。

❷ 气海穴　在下腹部，前正中线上，当脐中下1.5寸。

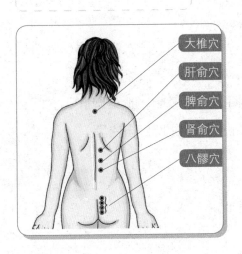

大椎穴
肝俞穴
脾俞穴
肾俞穴
八髎穴

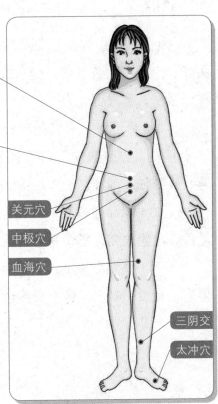

关元穴
中极穴
血海穴

三阴交
太冲穴

第八章

调治妇科病怎么按

203

闭经

病解 → 诊断 → 按摩治疗 → 辨证加按 → 增效食疗方

【病解】

不来月经即闭经。中医认为，闭经多由先天不足、体弱多病，或多产房劳、肾气不足、精亏血少、大病、久病、产后失血，或脾虚生化不足、冲任血少、情态失调、精神过度紧张，或受刺激、气血郁滞不行等引起。

【诊断】

（1）气血虚弱型：月经后期，经量少，色淡红，渐至经闭，头晕、乏力，面色不华，健忘失眠，气短懒言，毛发、肌肤缺少光泽，舌淡，脉虚弱无力。

（2）精亏型：月经初潮较迟，经量少，色淡红，渐至经闭，眩晕耳鸣，腰膝酸软，口干，手足心热，或潮热汗出，舌淡红少苔，脉弦细或细涩。

（3）气滞血瘀型：经期先后不定，渐至或突然经闭，胸胁、乳房、小腹胀痛，心烦易怒，舌暗有瘀点，脉弦涩。

（4）痰湿凝滞型：月经后期，渐至经闭，形体肥胖，脘闷，倦怠，食少，呕恶，带下量多色白，舌苔白腻，脉弦滑。

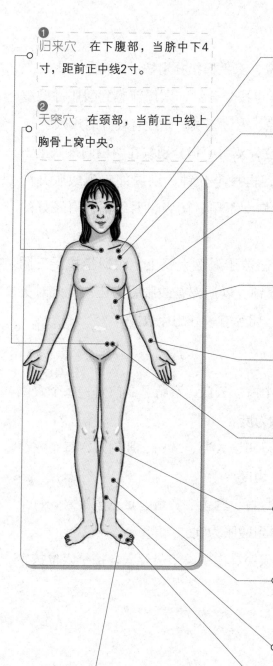

❶ 归来穴 在下腹部，当脐中下4寸，距前正中线2寸。

❷ 天突穴 在颈部，当前正中线上胸骨上窝中央。

❸ 云门穴 在胸外侧部，肩胛骨喙突上方，锁骨下窝凹陷处，距前正中线6寸。

❹ 中府穴 在胸外侧部，云门下1寸，平第一肋间隙处，距前正中线6寸。

❺ 期门穴 在胸部，当乳头直下，第6肋间隙，前正中线旁开4寸。

❻ 章门穴 在侧腹部，当第11肋游离端的下方。

❼ 内关穴 在前臂掌侧，当曲泽与大陵的连线上，腕横纹上2寸，掌长肌腱与桡侧腕屈肌腱之间。

❽ 子宫穴 位于下腹部，正中线，脐中下4寸，中极穴旁开3寸处。

❾ 足三里穴 在小腿前外侧，当犊鼻下3寸，距胫骨前缘1横指（中指）。

❿ 丰隆穴 在小腿前外侧，当外踝尖上8寸，条口外，距胫骨前缘二横指（中指）。

⓫ 三阴交穴 在小腿内侧，当足内踝尖上3寸，胫骨内侧缘后方。

⓬ 行间穴 在足背侧，当第1、2趾间，趾蹼缘的后方赤白肉际处。

⓭ 太冲穴 在足背侧，当第1跖骨间隙的后方凹陷处。

【按摩治疗】

子宫穴：取坐位或仰卧位，双手拇指分别按于两侧子宫穴，先按顺时针方向按揉2分钟，再点按半分钟，以局部感到酸胀并向整个腹部放散为好。此穴对痛经、月经不调、闭经有较好的疗效。

归来穴：取坐位或仰卧位，双手中指分别按在两侧归来穴上，先按顺时针方向按揉2分钟，再按半分钟，以局部感到酸胀并向整个腹部放散为好。此穴对妇女不孕、闭经、月经不调有较好的疗效。

三阴交穴：取坐位，小腿放于对侧大腿上，用拇指按于三阴交穴，顺时针方向按揉约2分钟，以局部有酸胀感为佳。此穴对失眠、心悸、心慌、月经不调、闭经有较好的疗效。

【辨证加按】

气血虚弱型闭经：加按中府、云门、肾俞、命门穴，每个穴位按摩3分钟，力度以局部微热为度。

肾虚精亏型闭经：加按行间、太冲、章门、期门穴，每个穴位按摩1分钟，力度以感觉酸胀为度。

气滞血瘀型闭经：加按膈俞、脾俞、肾俞、足三里等穴，每个穴位按摩2分钟，力度以感觉到酸胀为宜。

痰湿凝滞型闭经：加按天突、内关、丰隆等穴，每个穴位按摩1分钟，力度以局部微热为度。

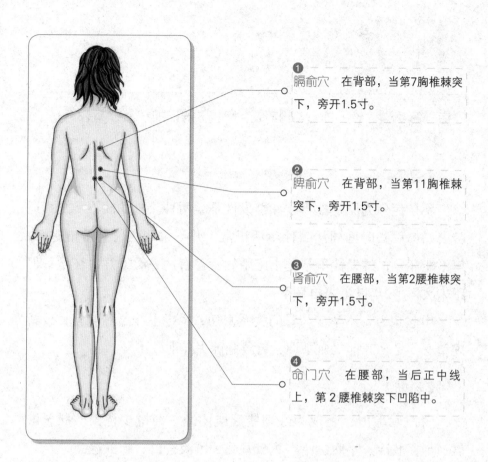

❶ 膈俞穴 在背部，当第7胸椎棘突下，旁开1.5寸。

❷ 脾俞穴 在背部，当第11胸椎棘突下，旁开1.5寸。

❸ 肾俞穴 在腰部，当第2腰椎棘突下，旁开1.5寸。

❹ 命门穴 在腰部，当后正中线上，第2腰椎棘突下凹陷中。

增效食疗方

桃仁牛血汤：桃仁12克，已凝固的鲜牛血200克，食盐少许。将牛血切成块，与桃仁加清水适量煲汤，食时加食盐少许调味。本品具有破瘀行血、理血通经、美肤益颜的功效。适用于闭经、血燥、便秘等症。

不孕症

病 解 → 诊 断 → 按摩治疗 → 辨证加按

【病解】

不孕症分为原发性不孕和继发性不孕两种。原发性不孕是指适龄夫妇婚后长时间同居、性生活正常，并不采取任何避孕措施而2年不能怀孕；继发性不孕是指已婚妇女曾有过一次或几次怀孕，但距末次怀孕2年以上未再怀孕。

中医认为，不孕症与肾的关系密切，肾虚不能温煦胞宫，或肾虚精血不足、肝郁气血不调，皆致胞脉失养而致不孕。

【诊断】

肾阳亏虚型：表现为经期错后或闭经、经量少色淡、腰脊酸软、形寒肢冷、小腹冷坠、头晕耳鸣、舌淡苔白、脉沉迟。

肝郁血虚型：表现为月经先后不定期、经血紫红有块、量少、面色黄、胸胁乳房胀痛、情志不畅、舌淡苔薄白、脉细弦。

【按摩治疗】

胞育穴：仰卧，两手掌以抱住臀部的方式用拇指按压左右的胞育穴，持续按压1~2分钟。此穴对不孕症、月经不调有较好的疗效。

三阴交穴：用毛刷轻轻摩擦三阴交穴，对缓解不孕有一定的效果。

关元穴：用拇指指腹按压关元穴，反复按压2~3分钟，对缓解不孕有一定的效果。

【辨证加按】

肾阳亏虚型：加按气海、关元、三阴交、太溪穴，每个穴位按摩2分钟，力度以感到酸痛为佳。

肝郁血虚型：加按气户、三阴交、百会穴，每个穴位按摩1分钟，力度以局部微热为度。

❶ 百会穴　在头部，当前发际正中直上5寸，或两耳尖连线中点处。

❷ 气户穴　在胸部，当锁骨中点下缘，距前正中线4寸。

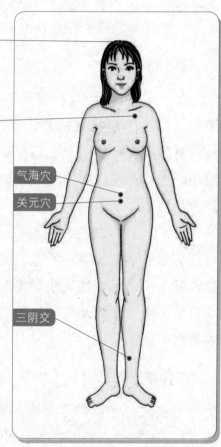

气海穴

关元穴

三阴交

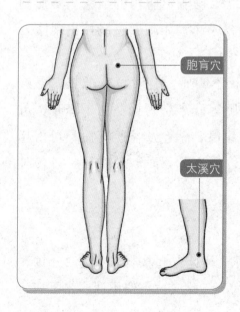

胞肓穴

太溪穴

第八章　调治妇科病怎么按

盆腔炎

病　解　→　诊　断　→　按摩治疗　→　辨证加按

【病解】

盆腔炎，是指妇女盆腔内生殖器官的炎症，包括子宫肌炎、子宫内膜炎、输卵管炎、卵巢炎、盆腔结缔组织炎和盆腔腹膜炎。一般分为急性和慢性两种。

【诊断】

（1）急性盆腔炎：症状可因炎症的轻重及范围大小而有所不同。常见的症状有高热、寒战、头痛、食欲缺乏和下腹部疼痛。有腹膜炎时可出现恶心、呕吐、腹胀、腹泻的症状。炎症刺激泌尿道可出现排尿困难、尿频、尿痛，如刺激直肠可出现腹泻和排便困难。

（2）慢性盆腔炎：全身症状不明显。有时可有低热，易感疲乏、精神不振、周身不适、失眠等。当患者抵抗力下降时，可急性发作。由于慢性炎症形成的瘢痕、粘连及盆腔充血，可引起下腹部坠胀、疼痛及腰骶部酸痛。常在劳累时、性交后、排便时及经期前后加重。

【按摩治疗】

中极穴：先用右手中指指腹顺时针方向按揉中极穴2分钟，再点按半分钟，以局部有酸胀感为度，此穴对小便不通、带下病、盆腔炎有较好的疗效。

子宫穴：取坐位或仰卧位，用双手拇指分别按于两侧子宫穴，先顺时针方向按揉2分钟，再点按半分钟，以局部感到酸胀并向整个腹部放散为好。此穴对痛经、月经不调、盆腔炎有较好的疗效。

关元穴：取坐位或仰卧位，先用示指或中指顺时针方向按揉关元穴2分钟，再点按半分钟，以局部有酸胀感为度，此穴对腹痛、腹泻、月经不调、盆腔炎有较好的疗效。

【辨证加按】

急性盆腔炎：加按带脉、中极、阴陵泉、三阴交、曲池穴，每个穴位按摩2分钟，力度以感到酸胀为佳。

慢性盆腔炎：加按气海、中极、膈俞、肾俞穴，每个穴位按摩3分钟，力度以局部微热为度。

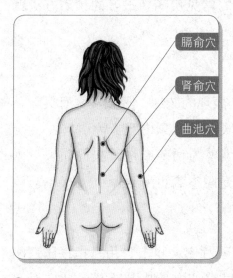

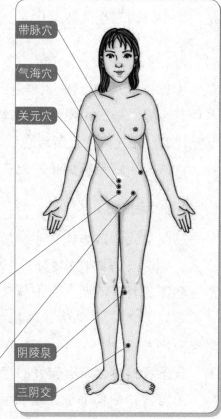

❶ 中极穴　在下腹部，前正中线上，当脐中下4寸。

❷ 子宫穴　位于下腹部，正中线，脐中下4寸，中极穴旁开3寸处。

白带异常

病　解 → 诊　断 → 按摩治疗 → 健康贴士

【病解】

白带是妇女从阴道里流出的一种白色液体，而白带异常就是指带下病，是指女性的阴道分泌物增多，绵绵不断，同时伴有白带的颜色、质地改变及气味恶臭等情况。不同疾病引起的白带异常性状各不同，有黄色或黄绿色、有带有血液的，还有豆腐渣样或凝乳状的。白带异常时是女性的常见疾病，最好的预防方法就是做好个人的卫生清洁工作。

【诊断】

（1）白带呈乳白或淡黄色：表现为脓性、量较多、有臭味，多伴有腹痛，一般由慢性子宫颈炎或子宫颈内膜炎等引起。

（2）白带黄色或黄绿色：表现为稀薄有泡沫状或如米泔水样、色灰白、白带有臭味，大多是阴道滴虫所致。

【按摩治疗】

三阴交穴：取坐位，小腿放于对侧大腿上，用拇指按压三阴交穴，顺时针方向按揉2分钟，以局部有酸胀感为佳。此穴对心慌、心悸、月经不调、白带异常有较好的疗效。

阴陵泉穴：取坐位，以拇指指端放于阴陵泉穴处，先按顺时针方向按揉2分钟，再按半分钟，以酸胀为度。此穴对小便不利、失禁、白带异常有较好的疗效。

子宫穴：取仰卧位，用双手拇指分别按于两侧子宫穴，先顺时针方向按揉2分钟，再点按半分钟，以局部感到酸胀并向整个腹部放散为好。此穴对痛经、月经不调、白带异常等妇科病有较好的疗效。

　　关元穴：取仰卧位，先用拇指或中指顺时针方向按揉关元穴2分钟，再点按半分钟，以局部有酸胀度为佳。此穴对白带异常、月经不调有较好的疗效。

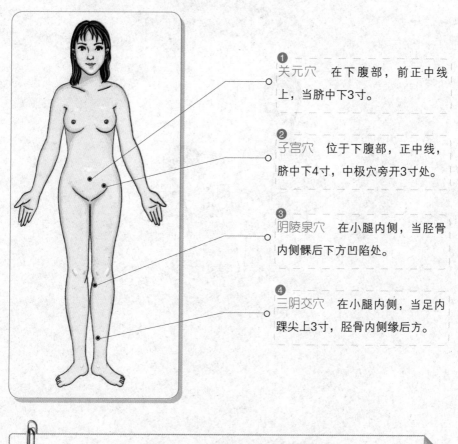

❶ 关元穴　在下腹部，前正中线上，当脐中下3寸。

❷ 子宫穴　位于下腹部，正中线，脐中下4寸，中极穴旁开3寸处。

❸ 阴陵泉穴　在小腿内侧，当胫骨内侧髁后下方凹陷处。

❹ 三阴交穴　在小腿内侧，当足内踝尖上3寸，胫骨内侧缘后方。

健康贴士

　　每天换一次内裤，注意个人清洁，换洗的内裤最好放在阳光下晾晒；不能用碱性强的肥皂洗浴，也不能用洗浴剂反复清洗外阴或冲洗外阴，以免引起阴道pH改变，导致阴道正常菌群失调，从而破坏阴道酸性的抗菌屏障。

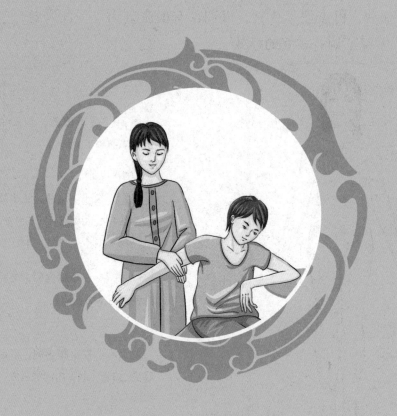

第九章

调治男科病怎么按

　　提起性福，很多男人喜忧参半。性福就像是一副担子，一边挑的是分享生活的快乐与美妙，另一边挑的则是挂着男人沉甸甸的苦衷和尊严。怎么才能找回面子呢？按摩调治阳痿、早泄、遗精与前列腺炎，让男人更强壮、更幸福！

阳痿

病 解 → 诊 断 → 按摩治疗 → 辨证加按

【病解】

阳痿，是指成年男子出现阴茎不能勃起或勃起不坚，以致不能完成性交的一种病症。多数患者是由精神心理因素所致，如疲劳、焦虑、紧张、情绪波动、非正常环境等，也由器质性病变所致，一般很少见，也不容易治疗。阳痿患者常伴有精神不振、头晕目眩、面色苍白、腰酸腿软、畏寒肢凉、阴囊多汗、小便黄赤等症状。

【诊断】

命门火衰证：多表现为阳事不举、精少清冷、头晕耳鸣、面色白而虚浮、精神不振、腰膝酸软无力、怕冷、四肢不温、舌淡、苔白。

心脾两虚证：多表现为阳事不举、失眠多梦、头晕、记忆力不好、食欲不振、倦怠乏力、面色㿠白无泽、舌质淡嫩。

恐惧伤肾证：多表现为阳事不举、举而不坚、胆怯多疑、心慌易惊、失眠、苔薄腻。

【按摩治疗】

神阙穴：平躺，用掌按揉法按揉神阙穴5分钟，力度以感到酸痛为宜，此穴对阳痿、早泄有较好的疗效。

气海、关元穴：平躺，用中指按法按气海、关元穴各2分钟，以感觉到微热为宜。此穴对遗精、阳痿、身体虚弱有较好的疗效。

脾俞、肾俞穴：俯卧，用三指按揉法按揉脾俞、肾俞穴各2分钟，力度以感到酸痛为宜，此穴对贫血、失眠、阳痿、早泄有较好的疗效。

【辨证加按】

命门火衰证：用指摩法加摩肾俞、命门穴各2分钟；用掌擦法擦肾俞、命门、八髎穴，均以透热为度。

心脾两虚证：用单指扣点法在血海、足三里穴各扣点1分钟。

恐惧伤肾证：用拇指按揉法按揉太阳、神门、胆囊穴各1分钟。

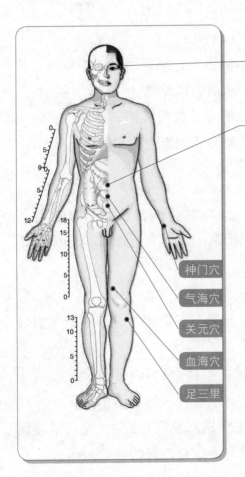
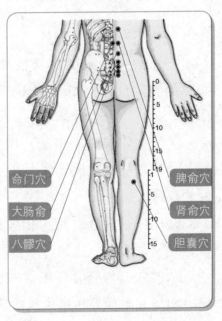

❶ 太阳穴　在颞部，当眉梢与目外眦之间，向后约1横指的凹陷处。

❷ 神阙穴　在腹中部，脐中央。

神门穴

气海穴

关元穴

血海穴

足三里

命门穴

大肠俞

八髎穴

脾俞穴

肾俞穴

胆囊穴

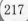

早泄

病 解 → 诊 断 → 按摩治疗 → 辨证加按 → 增效食疗方

【病解】

早泄，是指性交时间极短，或阴茎插入阴道就射精，随后阴茎即软，不能正常进行性交的一种病症，是一种最常见的男性性功能障碍。

【诊断】

阴虚火旺型：房事过度，恣情纵欲，频繁手淫，均可导致肾精亏耗、肾阴不足、阴虚火旺，从而引起早泄。

阴阳两虚型：由于先天禀性不足，病后体弱，营养不良或遗精日久，导致肾阴、肾阳俱虚，精关不固而发生早泄。

【按摩治疗】

气海穴：平躺，用掌按揉法按揉气海穴3分钟，以感觉到微热为宜。此穴对身体虚弱、阳痿、早泄的治疗有较好的辅助作用。

关元、中极穴：平躺，用三指按揉法按揉关元、中极穴2分钟，力度以感觉酸胀为佳。此穴对遗精、阳痿、遗尿、痢疾有较好的疗效。

命门穴：俯卧，用拇指按揉法按揉命门穴1分钟，此穴对坐骨神经痛、腹泻、遗精、阳痿的治疗有较好的辅助作用。

八髎穴：俯卧，用虚掌拍法轻拍八髎穴1分钟，此穴对腰腿痛、阳痿、早泄等生殖系统疾病的治疗有较好的辅助作用。

【辨证加按】

阴虚火旺型：用拇指按揉曲池、神门穴，每个穴位按揉2分钟；用小鱼际擦法擦涌泉穴1分钟，以透热为度。

阴阳两虚型：用掌揉法按揉肾俞穴2分钟；用拇指弹拨法弹拨足三里穴2分钟。

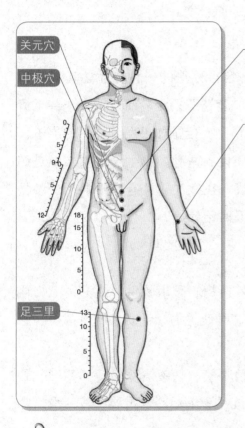

❶ 气海穴 在下腹部，前正中线上，当脐中下1.5寸。

❷ 神门穴 在腕部，腕掌侧横纹尺侧端，尺侧腕屈肌腱的桡侧凹陷处。

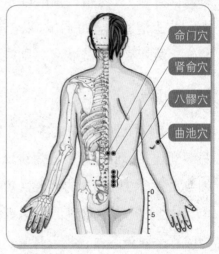

增效食疗方

北芪杞子炖乳鸽：北芪30克，杞子30克，乳鸽1只。先将乳鸽去毛及内脏与北芪、杞子同放炖盅内，加水适量，隔水炖熟。饮汤吃肉，一般3天炖一次，3～5天为一疗程。一疗程即可见效。补心益脾，固摄精气。适用于早泄、阳痿、体倦乏力、自汗、心悸。

遗 精

病 解 → 诊 断 → 按摩治疗

【病解】

遗精，是指不因性交而精液自行外泄的一种男性性功能障碍性疾病，如果有梦而遗精者称为"梦遗"；无梦而遗精者，甚至清醒的时候精液自行流出称为"滑精"。但是如果发育成熟的男子，每月偶有1~2次遗精，且次日无任何不适者，属生理现象，不是病态。若遗精过频，每周2次以上或一夜数次，且有头昏眼花、腰腿酸软、两耳鸣响等症状者，则应及时治疗。

【诊断】

（1）阴虚火旺型：多为有梦遗精、阳事易举，或易早泄。伴两颧潮红、头昏心慌、心烦少寐、神疲乏力、舌质偏红、苔少、脉细数。宜食滋阴降火的清淡饮食。

（2）肾精不固型：多见滑精不禁、精液清冷、精神萎靡、腰腿酸冷、面色苍白、头晕耳鸣；或见囊缩湿冷、舌淡、苔白滑、脉沉溺无力。宜食温肾固涩饮食。

（3）湿热下注型：遗精频作，茎中涩痛，小便热赤，口苦或渴，舌苔黄腻，脉滑数。宜食清热利湿饮食。

【按摩治疗】

印堂、神庭穴：取坐位，用双手拇指桡侧缘交替推印堂至神庭

怎么按不生病 生了病怎么按

穴30次。

　　百会穴：取坐位，用拇指指腹按揉百会穴100次，力度以感觉酸胀为佳。此穴对遗精、早泄的治疗有较好的辅助作用。

　　攒竹穴：取坐位，用示指指腹按摩攒竹穴，反复按摩30次。此穴对目眩、眼睑下垂、遗精、早泄的治疗有较好的辅助作用。

　　风池穴：取坐位，用拇指和示指按揉风池穴1分钟，力度以感到酸痛感为宜。此穴对头痛、眩晕、失眠、阳痿、早泄的治疗有较好的辅助作用。

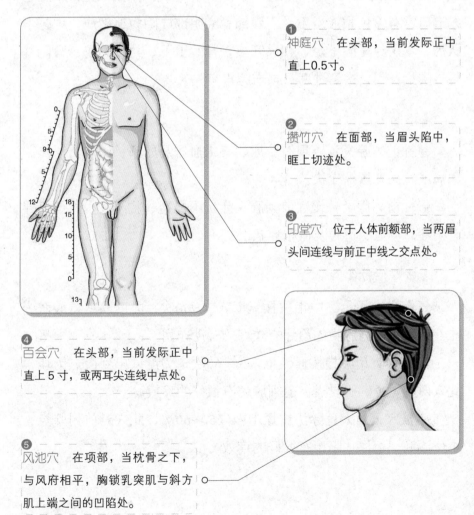

❶ 神庭穴　在头部，当前发际正中直上0.5寸。

❷ 攒竹穴　在面部，当眉头陷中，眶上切迹处。

❸ 印堂穴　位于人体前额部，当两眉头间连线与前正中线之交点处。

❹ 百会穴　在头部，当前发际正中直上5寸，或两耳尖连线中点处。

❺ 风池穴　在项部，当枕骨之下，与风府相平，胸锁乳突肌与斜方肌上端之间的凹陷处。

前列腺炎

病　解 → 诊　断 → 按摩治疗 → 健康贴士

【病解】

前列腺炎是青壮年男性容易罹患的一种泌尿系统疾病。患者尿道口常有白色黏液溢出，下腹部、会阴部或阴囊部疼痛，中医学认为，本病与肾阴不足、相火旺盛，肾亏于下、封藏失职，肾阴亏耗、阴损及阳，饮酒过度、损伤脾胃有关。

【诊断】

急性前列腺炎：表现有脓尿、终末血尿及尿频、尿急、尿热、尿痛或恶痛发热等症状。

慢性前列腺炎：慢性前列腺炎症状不典型，脓尿较少，但可伴有阳痿、早泄、遗精及血精症状。

【按摩治疗】

气海穴：用示、中指按揉气海穴50~60次，力度以感觉酸胀为佳。此穴对前列腺炎的治疗有较好的辅助作用。

天枢穴：用中指按揉天枢穴50~60次，力度以感到微热为佳，此穴对阑尾炎、胆囊炎、前列腺病有很好的疗效。

中极穴：用大鱼际法按揉中极穴50~60次，此穴对前列腺炎、小便不利、遗尿、阳痿有很好的疗效。

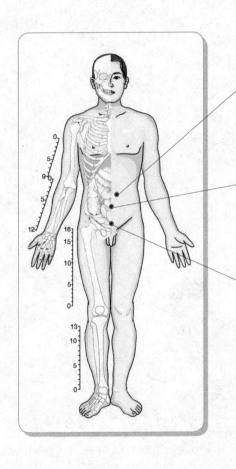

❶ 天枢穴　在腹中部，平脐中，距脐中 2 寸。

❷ 气海穴　在下腹部，前正中线上，当脐中下1.5寸。

❸ 中极穴　在下腹部，前正中线上，当脐中下4寸。

健康贴士

（1）保持清洁：男性的阴囊伸缩性大，分泌汗液较多，加之阴部通风差，容易藏污纳垢，局部细菌会乘虚而入，导致前列腺炎、前列腺增生、性功能下降。

（2）要注意防止受寒：尤其是冬季或在低温的空调环境下，外部环境寒冷，患前列腺炎者也怕冷，应注意防寒保暖。

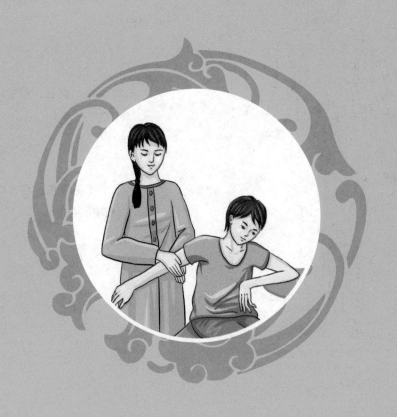

调治儿科病怎么按

孩子来到世间，身体的各方面状况都是飞速变化的，其复杂的程度简直就相当于一个刚刚诞生的宇宙，各种意想不到的情况都可能发生。比如，孩子腹泻、厌食、咳嗽……孩子生病了，全家人都束手无策，跟着瞎着急，而如果您掌握了一种"绿色养生"按摩疗法，就不用因孩子的疾患而感到束手无策了，您可以用自己的双手来捍卫孩子的健康。

小儿腹泻

病　解 → 诊　断 → 按摩治疗 → 增效食疗方

【病解】

小儿腹泻是一种胃肠功能紊乱综合征。根据病因不同可分为感染性和非感染性两大类。2岁以下的婴儿，消化功能尚不成熟，抵抗疾病的能力差，尤其容易发生腹泻。夏、秋季节是病菌多发期，多种细菌、病毒、真菌或原虫可随食物或通过污染的手、玩具、用品等进入消化道，很容易引起肠道感染性腹泻。

【诊断】

此病通常表现为每日排便5～10次不等，大便稀薄，呈黄色或黄绿色稀水样，似蛋花汤，或夹杂未消化食物，或含少量黏液，有酸臭味，偶有呕吐或溢乳、食欲减退。患儿体温正常偶或有低热。重者血压下降，心音低钝，可发生休克或昏迷。

【按摩治疗】

大椎穴：用拇指、中指、示指拿捏小儿脊柱正中肌肤，捏大椎穴，双手交替捻动向前行，并用力提拿5遍。

关元穴：用拇指、示指、中指推按关元穴，一直推到皮肤红肿为止。

神阙穴：用手背摩擦，从中脘穴至神阙穴周围，直到皮肤发热、按摩者手部发热为止。

长强穴：患儿俯卧，用拇指从第4腰椎到长强穴，推到皮肤发红。

足三里穴：用拇指掐按两侧的足三里穴2分钟。

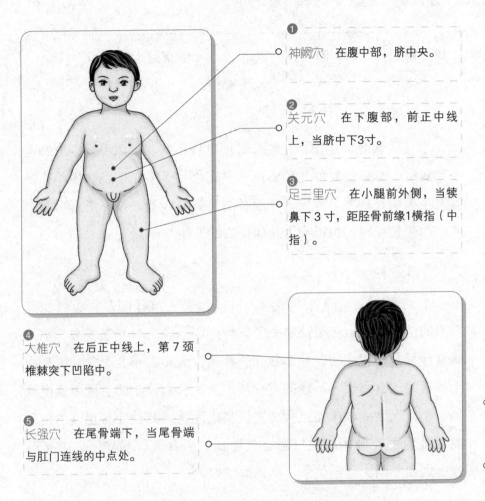

❶ 神阙穴 在腹中部，脐中央。

❷ 关元穴 在下腹部，前正中线上，当脐中下3寸。

❸ 足三里穴 在小腿前外侧，当犊鼻下3寸，距胫骨前缘1横指（中指）。

❹ 大椎穴 在后正中线上，第7颈椎棘突下凹陷中。

❺ 长强穴 在尾骨端下，当尾骨端与肛门连线的中点处。

增效食疗方 茯苓红枣粥：茯苓粉30克，红枣5枚，粳米60克，白糖适量。将红枣、粳米洗净，同置锅内，加水煮粥，将熟时放入茯苓粉，再煮数沸，调入白糖即成。每日1剂，2~3次分服。

小儿厌食

病　解 → 诊　断 → 按摩治疗 → 健康贴士

【病解】

小儿厌食症，是指小儿较长时期见食不贪、食欲不振、厌恶进食的病症。本病是目前儿科临床常见病之一，多见于1～6岁小儿，其发生无明显的季节差异，一般预后良好。少数长期不愈者可影响儿童的生长发育，也可成为其他疾病的发生基础。

【诊断】

小儿厌食，原因各不相同。可能饭菜的口味问题，也可能是自身的情绪原因，还可能是季节气候问题。在儿科专家看来，小儿厌食症只是一种症状，并非独立的疾病。大多数小儿厌食症都是由于不良的饮食习惯、不佳的进食环境及家长和孩子的心理因素造成的。小儿厌食症以厌恶进食为主要临床症状，其他症状也以消化功能紊乱为主，例如，嗳气恶心或迫食、多食后脘腹作胀，甚至呕吐、大便不调、面色欠华、形体偏瘦等。

【按摩治疗】

中脘穴：可用指端或掌根在中脘穴上按揉约2~5分钟，也可用掌心或四指摩中脘穴，约5~10分钟，再以手指点按50次。

涌泉穴：用拇指指腹自足跟推向足尖，推100次，再用拇指指端在穴位上按揉30~50次。示指、中指两指反复搓擦至微热。

捏脊穴：让患儿俯卧，先用示指、中指两指腹或掌根自上而下直推脊柱100~150次，然后用捏脊法，从长强穴至大椎穴捏5~9次，手法依次由轻渐重。

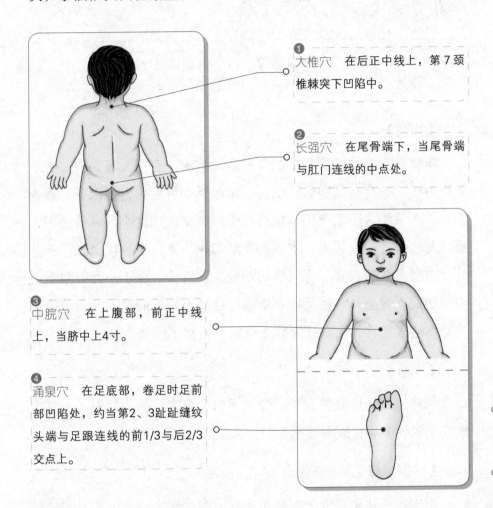

① 大椎穴　在后正中线上，第7颈椎棘突下凹陷中。

② 长强穴　在尾骨端下，当尾骨端与肛门连线的中点处。

③ 中脘穴　在上腹部，前正中线上，当脐中上4寸。

④ 涌泉穴　在足底部，卷足时足前部凹陷处，约当第2、3趾趾缝纹头端与足跟连线的前1/3与后2/3交点上。

健康贴士　家长可尝试对厌食小儿进行腹部按摩、少吃多餐、补充益生菌、喂食营养粥、食物补锌以及中药调理等方法来防治小儿厌食。改变孩子厌食并非一日之功，需要家长耐心、细致的关爱。如果孩子厌食严重，也可以考虑药物治疗。

小儿咳嗽

病　解 → 诊　断 → 按摩治疗 → 健康贴士

【病解】

咳嗽是小儿肺部疾患中的一种常见症候。有声无痰为咳，有痰无声为嗽，有声有痰则称咳嗽。一年四季均可发病，但以冬、春为多，外界气候冷热的变化常能直接影响肺脏，加之小儿体质虚弱，很容易患病。中医认为，本病的发展与风、寒、暑、湿、燥、火等外邪的袭击及肺、脾、肾三脏的功能失调有关。由于小儿呼吸系统防御功能不健全，咳嗽反射不敏感，体质比较弱的婴幼儿可能会因为奶水呛入气管，堵塞呼吸而发生窒息，甚至危及生命。

【诊断】

临床表现为以咳嗽为主，伴有发热、鼻塞、胸闷气短、干咳少痰或咳嗽痰多、神疲等症状。

【按摩治疗】

膻中穴：让患儿仰卧，也可将患儿抱坐在大腿上，先以拇指按揉膻中穴2分钟，然后用手拇指相对，其余四指分开，自胸骨顺1~4肋间向外分摊至腋中线，操作3分钟。

肺俞穴：让患儿俯卧，按摩者用一手的拇指按揉其肺俞穴2分钟，然后轻揉肩胛骨内侧结束治疗。

足三里穴：按揉并弹拨患儿足三里穴各1分钟。

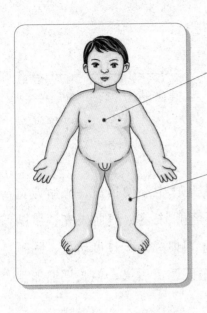

❶膻中穴　在胸部，当前正中线上，平第4肋间，两乳头连线的中点。

❷足三里穴　在小腿前外侧，当犊鼻下3寸，距胫骨前缘1横指（中指）。

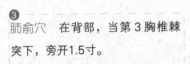
❸肺俞穴　在背部，当第3胸椎棘突下，旁开1.5寸。

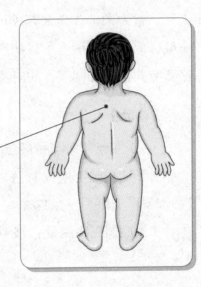

健康贴士

尽量避免让孩子去人员密集的公共场所，注意给孩子保暖，以防风寒再次侵袭；孩子咳嗽时不宜吃寒凉食物或冷冻饮料；忌让孩子吃得过咸，过咸易诱发咳嗽或使咳嗽加重。

小儿遗尿

病 解 → 诊 断 → 按摩治疗 → 健康贴士

【病解】

遗尿俗称尿床，是指3岁以上的小儿睡中小便自遗，醒后方觉的一种疾病。3岁以内的婴幼儿，由于经脉未盛，气血未充，脏腑未坚，智力未全，尚未养成正常的排尿习惯。白天过度玩耍，酣睡不醒，偶尔尿床者，不属病态。本病虽无严重后果，但长期遗尿势必影响儿童身心健康，故应及早治疗。

【诊断】

（1）儿童年龄与智龄至少5岁。

（2）不自主地或有意尿床或尿湿裤子，7岁以下每月至少2次，7岁以上每月至少1次。

（3）排除癫痫发作或神经系统疾病所致等因素，病程至少3个月。

【按摩治疗】

百会穴：用拇指指端按揉小儿百会穴30~50次。

三阴交穴：操作时，以拇指或示指、中指的螺纹面着力，用力按揉20～50次。

擦督脉：用小鱼际擦法由百会穴处沿后正中向下，经大椎、身柱、至阳、命门、腰阳关等穴，擦至腰俞穴处。

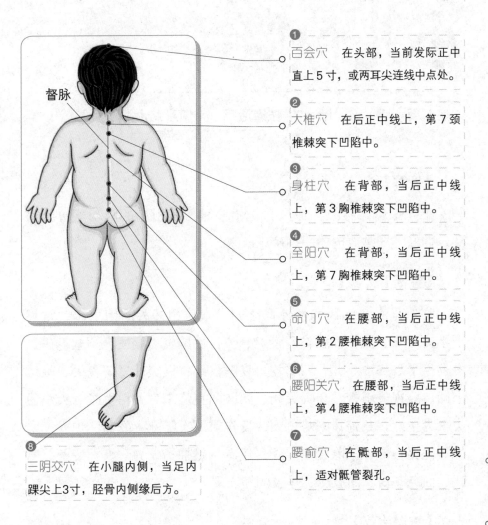

督脉

❶
百会穴　在头部，当前发际正中直上5寸，或两耳尖连线中点处。

❷
大椎穴　在后正中线上，第7颈椎棘突下凹陷中。

❸
身柱穴　在背部，当后正中线上，第3胸椎棘突下凹陷中。

❹
至阳穴　在背部，当后正中线上，第7胸椎棘突下凹陷中。

❺
命门穴　在腰部，当后正中线上，第2腰椎棘突下凹陷中。

❻
腰阳关穴　在腰部，当后正中线上，第4腰椎棘突下凹陷中。

❼
腰俞穴　在骶部，当后正中线上，适对骶管裂孔。

❽
三阴交穴　在小腿内侧，当足内踝尖上3寸，胫骨内侧缘后方。

健康贴士　在治疗期间家长要配合医生治疗，培养孩子按时排尿的习惯。夜间，家长要定时叫醒患儿起床排尿，有助于提高疗效。同时注意临睡前叮嘱孩子少饮水，并排空小便。家长要消除孩子的紧张恐惧心理，树立信心和勇气，不要因尿床而打骂孩子。

小儿惊厥

病　解 → 诊　断 → 按摩治疗 → 健康贴士

【病解】

小儿惊厥又称小儿惊风，是由多种疾病引起的脑功能暂时紊乱、神经元异常放电的一种疾患。

【诊断】

临床上有急惊风和慢惊风之分。本病由多种原因引起，常见于小儿高热、流行性脑脊髓膜炎、流行性脑炎、脑发育不全等病。多发生于1~5岁小儿，四季均可发病。症状以突然意识丧失、眼球上翻、凝视或斜视、牙关紧闭、四肢强直痉挛、角弓反张、大小便失禁为主症。急惊风来势急骤，发作前可有呕吐、发热、烦躁、易惊等先兆；慢惊风除了主症外，还有手足抽搐无力、形神疲惫、嗜睡、面色苍白、四肢冷、呼吸弱等表现。

【按摩治疗】

太冲穴：以中指指尖揉小儿太冲穴1~2分钟，再换拇指掐按1分钟。同法也可施用实十宣、合谷、水沟、印堂诸穴。

风池穴：将双手拇指指腹分别按于双侧风池穴，其余四指附于头部两侧，由轻至重按揉1分钟，再拿捏风池穴1分钟。

推按督脉：患儿取俯卧位，将双手从上而下推脊柱及脊柱两侧肌肉隆起处，以发热为准，再用示指按揉尾骨端50次，最后由上而下直推30次。

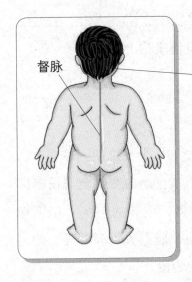

督脉

❶ 风池穴　在项部，当枕骨之下，与风府相平，胸锁乳突肌与斜方肌上端之间的凹陷处。

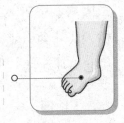

❷ 太冲穴　在足背侧，当第1跖骨间隙的后方凹陷处。

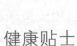

健康贴士

　　小儿惊厥抽搐时切勿强制牵拉，以防扭伤；患儿应侧卧，并用多层纱布包着竹片，放在上、下齿之间，以免咬伤舌头；保持呼吸道畅通，口腔内的分泌物、痰涎随时吸出，防止窒息；注意患儿的体温、呼吸、出汗、面色等情况；保持室内安静、避免刺激，以利于患儿休息与康复。

小儿便秘

病 解 → 诊 断 → 按摩治疗 → 健康贴士

【病解】

小儿便秘，是指小儿大便干燥、坚硬、量少或排便困难而言，多由于摄入食物及水量不足、喂养不当，或突然改变饮食习惯等因素所致。中医认为，燥热内结、肠胃积热，或热病伤肠、肠道津枯，或乳食积滞、结积中焦，或气血不足、肠道失于濡润等，均可引起大便秘结，当以通腹泻热、润肠通便为治。

【诊断】

临床表现为大便干结、面赤身热、进食减少、腹部胀痛、舌苔黄燥，也会有面色无华、形瘦无力。

【按摩治疗】

气海、天枢等穴：患儿仰卧，按摩者将双手搓热，用大鱼际在小儿脐周附近以顺时针方向按揉2分钟，再换拇指指腹依次点按气海、关元、水分、天枢穴各1分钟，然后再轻轻按揉2分钟。

督脉：患儿仰卧，按摩者将拇指放在前面，然后用拇指和示指捏夹脊穴，并从上到下前移，也可以猛然轻轻地提起。

足三里穴：拇指、示指并拢，由上而下轻轻地捏拿小儿足三里穴2分钟，然后点按此穴1分钟。

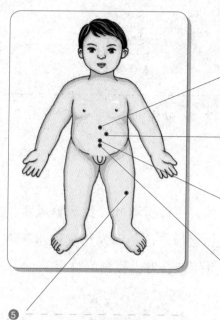

❶ 水分穴　在上腹部，前正中线上，当脐中上 1 寸。

❷ 天枢穴　在腹中部，平脐中，距脐中 2 寸。

❸ 气海穴　在下腹部，前正中线上，当脐中下 1.5 寸。

❹ 关元穴　在下腹部，前正中线上，当脐中下 3 寸。

❺ 足三里穴　在小腿前外侧，当犊鼻下 3 寸，距胫骨前缘 1 横指（中指）。

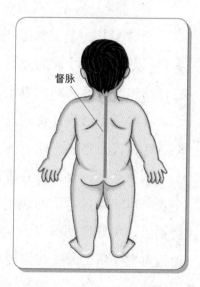

督脉

健康贴士　　改变孩子的不良饮食习惯，让孩子多吃蔬菜、水果和粗粮；培养孩子定时排便的习惯；如果家长给孩子按摩后还不能立即排便，可先用开塞露缓解症状，再用按摩调理孩子的大肠功能。

小儿感冒发热

病　解 → 诊　断 → 按摩治疗 → 健康贴士

【病解】

感冒发热是由外部风邪袭侵导致，可伴有呕吐、惊风等风寒、风热症状。小儿感冒后多会出现发热症状。这是因为儿童对外界环境适应力差，当受到外邪袭扰时，身体就会发出强烈的信号。

【诊断】

正常小儿的基础体温为36.9~37.5℃。一般当体温超过基础体温1℃以上时，可认为发热。其中，低热是指体温波动于38℃左右，高热时体温在39℃以上。若高烧38.5℃以上，请立即让医生确诊，不要急于退烧，烧只是表象，要把病因找出来。小儿发热时面红唇红，或五心热，或小便少，或烦躁不安。

根据病因，小儿感冒发热分为表、里、虚、实以及表里俱热或半表半里热等各种不同表现，要根据具体情况辨证治疗。长时间高烧不退还可导致腮腺炎、风疹、肺炎、哮喘，甚至转移为肝炎等其他病毒性疾病，家长一定要特别注意。

【按摩治疗】

推搓小儿背腰部：用手掌蘸少许生姜汁沿脊柱两侧膀胱经抹，用大鱼际推搓小儿背腰部，以搓到红热为度。

风门、肺俞穴：按揉小儿背部风门、肺俞穴各1~2分钟，力度轻缓平稳，以柔和为主。

肩井穴：如果小儿是风寒感冒或风热感冒，应双手捏拿小儿肩井穴部位肌肉10～20次，力度以产生酸胀感为宜。

天突、膻中穴：如果小儿痰多咳嗽，应按揉天突穴1～2分钟，按揉膻中穴80～100次，力度轻缓平稳，以柔和为主。

脊柱：如果小儿高热，直推脊柱10～20次，力度以产生酸胀感为宜。

照以上方法反复数遍，以皮肤微微发红为度。

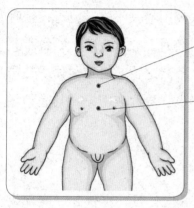

❶ 天突穴　在颈部，当前正中线上胸骨上窝中央。

❷ 膻中穴　在胸部，当前正中线上，平第4肋间，两乳头连线的中点。

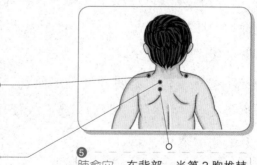

❸ 肩井穴　在肩上，前直乳中，当大椎与肩峰端连线的中点上。

❹ 风门穴　在背部，当第2胸椎棘突下，旁开1.5寸。

❺ 肺俞穴　在背部，当第3胸椎棘突下，旁开1.5寸。

健康贴士

（1）宜让孩子卧床休息，保持居室空气新鲜、湿润，以防空气干燥。

（2）让孩子多喝水，多吃青菜和水果。

（3）给孩子吃清淡、易消化的半流质食物，如小米粥等，忌食油腻食品。

小儿夜啼

病 解 → 诊 断 → 按摩治疗 → 健康贴士

【病解】

夜啼，是指婴儿白日嬉笑如常，入夜则啼哭不安，或每夜定时啼哭，甚至通宵达旦，少则数日，多则经月，故称夜啼。导致小儿夜啼的原因有多种，如腹部受寒、过食炙烤之物、受惊、体质较弱等。此外，营养过剩、运动不足、怕黑也会导致夜啼，尤其是神经敏感的小孩，更有夜啼不停的情形发生。

【诊断】

脾胃虚寒：症见小儿面色青白、四肢欠温、喜伏卧、腹部发凉、弯腰蜷腿哭闹、不思饮食、大便溏薄、小便清长、舌淡苔白、脉细缓、指纹淡红。

心热受惊：症见小儿面赤唇红、烦躁不安、口鼻出气热、夜寐不安、一惊一乍、身腹俱暖、大便秘结、小便短赤、舌尖红、苔黄、脉滑数。

惊骇恐惧：症见夜间啼哭、面红或泛青、心神不宁、惊惕不安、睡中易醒、梦中啼哭、声惨而紧、呈恐惧状、紧偎母怀、脉象唇舌多无异常变化。

乳食积滞：症见夜间啼哭、厌食吐乳、嗳腐反酸、腹痛胀满、睡卧不安、大便酸臭、舌苔厚腻、指纹紫滞。

【按摩治疗】

百会穴：按揉孩子百会穴1～2分钟，力度以轻柔为主，以产生酸胀感为宜。此法用于治疗因惊恐而致的小儿夜啼，症见声惨而紧、面色泛青、心神不安、时睡时醒。

足三里穴：按揉足三里穴1～2分钟，力度轻缓平稳，以产生酸胀感为宜。

中脘穴：如果孩子夜啼因脾虚或食积所致，可按揉中脘穴3~4分钟，力度以轻柔为主。

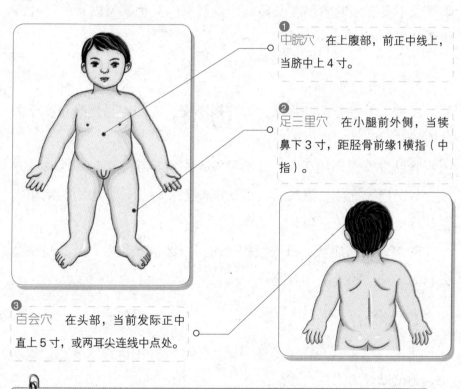

❶ 中脘穴　在上腹部，前正中线上，当脐中上4寸。

❷ 足三里穴　在小腿前外侧，当犊鼻下3寸，距胫骨前缘1横指（中指）。

❸ 百会穴　在头部，当前发际正中直上5寸，或两耳尖连线中点处。

健康贴士

（1）避免让孩子受惊吓，喂养孩子要有时有节、定时定量，以防食积。

（2）让孩子养成良好的睡眠习惯，这需要家长从小就悉心调理和培养。

小儿佝偻病

病　解 → 诊　断 → 按摩治疗 → 健康贴士

【病解】

佝偻病俗称软骨病，是指婴幼儿时期由于维生素D不足，钙和磷吸收不良，引起骨骼生长障碍，以致影响其他器官发育的一种慢性营养不良性疾病。

【诊断】

精神、神经方面的症状：如烦躁不安，夜间容易惊醒和多汗，在吃奶和哭闹时出汗更多。

骨骼发育方面的病变：如头颅按上去有乒乓球那种弹性感，方颅，前囟门大而闭合迟缓，头后枕部的毛发稀少，牙齿的萌出和坐立、行走也迟于正常婴儿。

胸部骨骼的症状：每一根肋骨的某一部位隆起粗大，纵向摸上去有如串珠，肋外翻和鸡胸。

【按摩治疗】

中脘、气海穴：以手掌摩中脘穴5～6分钟，按揉气海穴1～2分钟，力度以轻柔为主。

脾俞、胃俞、肾俞、命门穴：让孩子俯卧，按揉脾俞、胃俞、肾俞、命门穴各1～2分钟，然后再捏脊5～6遍，力度以轻柔为主。

足三里、三阴交穴：按揉孩子足三里、三阴交穴各1～2分钟，力度以产生酸胀感为宜。

怎么按不生病　生了病怎么按

242

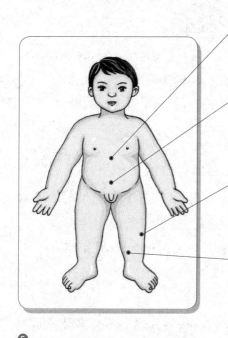

❶ 中脘穴　在上腹部，前正中线上，当脐中上4寸。

❷ 气海穴　在下腹部，前正中线上，当脐中下1.5寸。

❸ 足三里穴　在小腿前外侧，当犊鼻下3寸，距胫骨前缘1横指（中指）。

❹ 三阴交穴　在小腿内侧，当足内踝尖上3寸，胫骨内侧缘后方。

❺ 脾俞穴　在背部，当第11胸椎棘突下，旁开1.5寸。

❻ 胃俞穴　在背部，当第12胸椎棘突下，旁开1.5寸。

❼ 命门穴　在腰部，当后正中线上，第2腰椎棘突下凹陷中。

肾俞穴

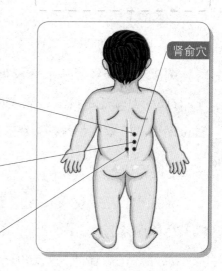

健康贴士　让孩子多晒太阳，因为晒太阳有利于钙的吸收和骨骼的生长。但应注意在早上10点钟以前或下午4点钟以后晒太阳，以避免紫外线过强对孩子的皮肤造成伤害。

第十章　调治儿科病怎么按

243

小儿流涎症

【病解】

流涎，是指唾液经常不自主地流出口外的一种现象。主要表现为涎液过多、经常流出、渍于唇外。3～4个月时的婴儿因为唾液分泌增加，还不会及时吞下，引起流涎，属于正常的生理现象。出牙、口腔炎、舌炎等也可以引起流涎。应先查明原因再进行治疗。

【诊断】

3～6个月的婴儿唾液腺发育渐完善，唾液分泌增多，当乳牙萌出时，刺激三叉神经使唾液分泌增加而流涎，属于生理现象。如果孩子超过6个月时还是流涎，应考虑是病理现象，多是因为脾胃虚弱不能摄纳精液所致，治疗应以健脾益气、燥湿和胃、补肾摄涎为主。

【按摩治疗】

足三里、三阴交穴：按揉足三里、三阴交穴各1～2分钟，力度以产生酸胀感为宜。

涌泉穴：按揉涌泉穴100～120次，力度以轻柔为主，可治疗小儿脾胃积热所致的流涎症。

中脘穴：家长用掌心在孩子腹部做顺时针方向搓揉4～5分钟，以双手拇指自中脘穴至脐向两旁分推30～50次，力度以孩子皮肤微红为度。

脾俞、胃俞穴：以中指指腹按揉脾俞、胃俞穴各1分钟，力度以轻柔为主，由轻而重，以产生酸胀感为宜。

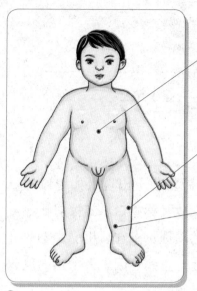

❶ 中脘穴　在上腹部，前正中线上，当脐中上4寸。

❷ 足三里穴　在小腿前外侧，当犊鼻下3寸，距胫骨前缘1横指（中指）。

❸ 三阴交穴　在小腿内侧，当足内踝尖上3寸，胫骨内侧缘后方。

❹ 脾俞穴　在背部，当第11胸椎棘突下，旁开1.5寸。

❺ 胃俞穴　在背部，当第12胸椎棘突下，旁开1.5寸。

❻ 涌泉穴　在足底部，卷足时足前部凹陷处，约当第2、3趾趾缝纹头端与足跟连线的前1/3与后2/3交点上。

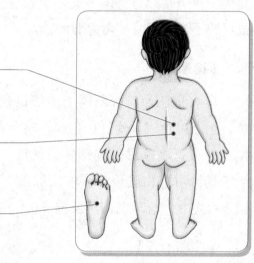

健康贴士

　　婴儿唾液呈酸性，还含有一些消化酶，对皮肤有刺激作用。唾液常浸泡下颌、颏部直至颈部皮肤，会使局部皮肤发红、轻度肿胀，甚至糜烂、脱皮。因此，父母应注意对婴儿下颌、颏部、颈部常用温水清洗，涂些油脂，保护皮肤。在擦流涎时要轻，以免损伤婴儿皮肤。

小儿鹅口疮

病 解 → 诊 断 → 按摩治疗 → 健康贴士

【病解】

小儿鹅口疮，是指小儿舌上、口腔黏膜上出现状如鹅口的白色点状或片状白屑。因其色白如雪片，故又称雪口。其白屑状如凝乳，不易拭去，若强揩之，其下面的黏膜则见潮红、粗糙，不久又复生，孩子常伴有哭闹不安、拒乳等症。本病可因先天胎热内蕴，或口腔不洁、感受秽毒之邪而致。

【诊断】

本病特征为口腔黏膜上出现白色乳凝块样物，呈点状或小片状，逐渐融合成大片乳白色膜，略凸起，边缘不充血。此白膜不易拭去，强行剥落后，局部黏膜潮红，粗糙并渗血；白膜又迅速复生。确诊可取白膜少许置玻璃片上，加10%氢氧化钠1滴，在显微镜下可见白色念珠菌菌丝及孢子。

【按摩治疗】

足三里：按揉足三里穴1~2分钟，力度由轻渐重，以产生酸胀感为宜。

推擦背、腰部：让孩子俯卧，家长用手掌蘸少许油膏，沿孩子脊柱两侧上下推擦背、腰部，以产生热度为准。

大椎、心俞、脾俞：按揉大椎穴1~2分钟，按揉心俞、脾俞穴各1~2分钟，可治疗心脾郁热所致的小儿鹅口疮，症见白屑周围红晕较甚，伴心烦口渴、面红、口臭、大便干、小便短黄、苔黄。

中脘、脾俞、胃俞：按揉中脘穴5~6分钟，再按揉脾俞、胃俞穴各1~2分钟,有助于治疗脾虚湿热所致的小儿鹅口疮,症见白屑周围红晕色淡,伴面色白、身体瘦弱、手脚冰凉、口唇色淡、大便溏、小便色清。

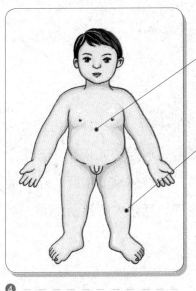

❶ 中脘穴 在上腹部,前正中线上,当脐中上4寸。

❷ 足三里穴 在小腿前外侧,当犊鼻下3寸,距胫骨前缘1横指(中指)。

❸ 大椎穴 在后正中线上,第7颈椎棘突下凹陷中。

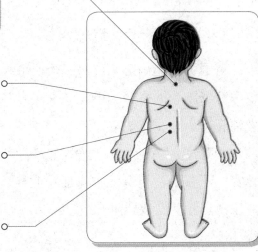

❹ 心俞穴 在背部,当第5胸椎棘突下,旁开1.5寸。

❺ 脾俞穴 在背部,当第11胸椎棘突下,旁开1.5寸。

❻ 胃俞穴 在背部,当第12胸椎棘突下,旁开1.5寸。

健康贴士

(1)让孩子多饮水,不要食用过冷、过热及过硬的食物,以减轻对口腔黏膜的刺激。注意口腔卫生,哺母乳者,喂奶前把乳头擦洗干净,食具应严密消毒。

(2)因长期使用广谱抗生素,引起菌群失调者,应尽快停止用药。

小儿痢疾

病 解 → 诊 断 → 按摩治疗 → 健康贴士

【病解】

痢疾是一种由痢疾杆菌引起的肠道传染病。痢疾杆菌可随食物通过污染的手、玩具、餐具等进入胃肠道，引起小儿痢疾。多发于夏、秋季。表现为突起高热、面色苍白、四肢冰凉、嗜睡、精神萎靡或惊厥等。小儿痢疾的特点是起病急骤、感染中毒症状严重、病情恶化快、病死率高。

【诊断】

普通型：起病急、高热、大便每天10次以上，内有黏液脓血，便后有沉胀、下坠感。患儿全身乏力、食欲减退、恶心、呕吐、阵发性腹痛。

中毒型：多见于2~7岁小儿。发病急骤、高热、惊厥、昏迷、休克、呼衰等，全身性中毒症状明显，肠道症状常见于24~36小时才出现。此型病情较重。

【按摩治疗】

中脘穴：孩子取仰卧位，家长用掌心对准孩子中脘穴顺时针摩动1~2分钟；双掌相叠，掌心对准孩子脐部，轻轻按压并震颤1~2分钟，然后双掌突然提起，如此反复做8~10次。

天枢穴：按揉孩子肚脐两侧的天枢穴1~2分钟，力度宜轻柔，以产生酸胀感为宜。

脾俞、胃俞、大肠俞：孩子取俯卧位，按揉脾俞、胃俞、大肠俞穴各1～2分钟；家长用单掌以掌根从孩子腰骶部向上直推至背部，以皮肤透热为度。

神厥、肾俞、命门穴：先按揉神厥100次，再掌摩2～3分钟；按揉肾俞、命门穴各1～2分钟。此法可治寒湿所致的小儿痢疾，症见大便黏滞白冻、怕冷喜暖、手脚冰凉、腹痛肠鸣、肢体酸痛，并伴有食少神疲、舌淡、苔薄白。

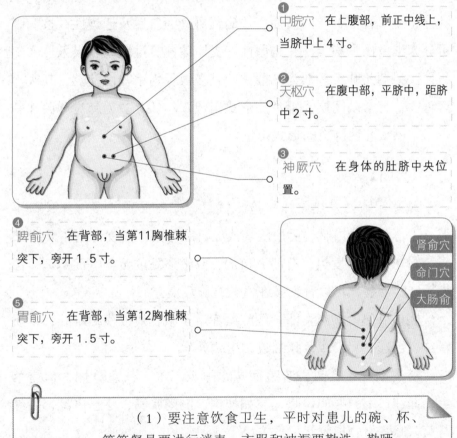

❶ 中脘穴　在上腹部，前正中线上，当脐中上4寸。

❷ 天枢穴　在腹中部，平脐中，距脐中2寸。

❸ 神厥穴　在身体的肚脐中央位置。

❹ 脾俞穴　在背部，当第11胸椎棘突下，旁开1.5寸。

❺ 胃俞穴　在背部，当第12胸椎棘突下，旁开1.5寸。

肾俞穴
命门穴
大肠俞

健康贴士

（1）要注意饮食卫生，平时对患儿的碗、杯、筷等餐具要进行消毒，衣服和被褥要勤洗、勤晒。

（2）居室内要保持安静、凉爽、空气清新，以给患儿提供良好的休息环境。

（3）要多给患儿喝水，最好是淡盐水或淡糖水。

第十章　调治儿科病怎么按

小儿肺炎

病　解 → 诊　断 → 按摩治疗 → 健康贴士

【病解】

　　小儿肺炎是一种小儿常见病，按病理解剖可分为大叶性、小叶性（支气管性）及间质性，按病程可分为急性及迁延性，按病因可分为细菌性、病毒性、霉菌性、支原体性、过敏性、吸入性及堕积性。婴幼儿肺炎多数为细菌性，且多表现为小叶性肺炎，其次为病毒性，且常以间质性肺炎的形式出现。年长儿多为肺炎球菌性肺炎，常以大叶性肺炎的形式出现。

【诊断】

　　风寒闭肺：发热无汗，呛咳气急，痰白而稀或多泡沫，口不渴，舌苔薄白或白腻、舌质淡或淡红，脉浮紧，指纹青红在风关。

　　风热袭肺：发热，有汗，口渴，咳嗽痰黏或黄，气促鼻煽，面赤唇红，咽红，指纹青紫多在气关，脉浮滑。

　　阴虚肺热：潮热盗汗，颧红唇赤，干咳无痰或痰黏难吐，舌质嫩红、舌苔光剥少津，脉细数，指纹沉紫。

　　痰热阻肺：壮热，咳嗽而喘，呼吸困难，气急鼻煽，口唇紫绀，面红口渴，喉间痰鸣，声如拽锯，胸闷胀满，泛吐痰涎，舌红苔黄，脉弦滑，指纹紫至气关。

　　脾气虚：低热起伏，面色㿠白，动则汗出，咳嗽无力，微微气喘，喉中痰鸣，神倦懒言，纳呆便溏，舌质淡苔白，脉细无力，指纹色淡。

【按摩治疗】

天突、膻中穴：点揉天突、膻中穴各1～2分钟，力度以轻柔为主，轻缓平稳。

肺俞、大椎穴：按揉肺俞、大椎穴各1～2分钟，力度以产生酸胀感为宜。

肩井穴：拿捏肩井穴10～15次，以产生酸胀感为度。

中脘穴：按揉中脘穴3～5分钟，力度以轻柔为主。

丰隆穴：按揉丰隆穴1～2分钟，力度以轻柔为主。

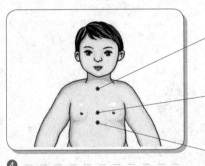

❶ 天突穴 在颈部，当前正中线上胸骨上窝中央。

❷ 膻中穴 在胸部，当前正中线上，平第4肋间，两乳头连线的中点。

❸ 中脘穴 在上腹部，前正中线上，当脐中上4寸。

❹ 肩井穴 在肩上，前直乳中，当大椎与肩峰端连线的中点上。

❺ 大椎穴 在后正中线上，第7颈椎棘突下凹陷中。

❻ 肺俞穴 在背部，当第3胸椎棘突下，旁开1.5寸。

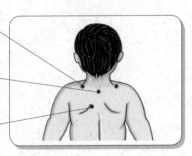

健康贴士

（1）避免孩子受凉，室内空气保持流通，给孩子创造一个舒服、清爽的室内环境。

（2）平时让孩子加强体格锻炼，多做户外活动、多晒太阳，培养其良好的睡眠、饮食、大小便习惯。生活有规律，供给均衡营养的食物，提高其机体免疫力。

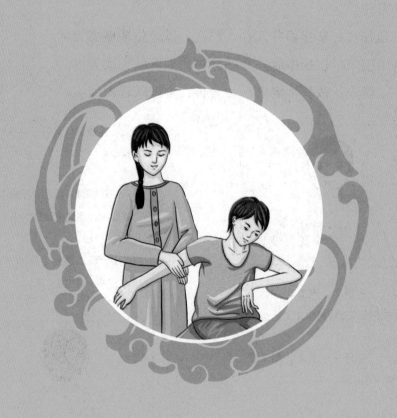

第十一章

调治五官科病怎么按

俗话说："牙痛不是病，痛起来真要命。"你是否曾被牙痛折磨得吃不下饭、睡不好觉？你是不是被慢性鼻炎困扰着，用鼻呼吸都感到困难？你是不是偶尔会流鼻血，弄得自己手忙脚乱……甚至吃药、打针、做手术仍然没有多大的疗效。那么，与按摩手牵手吧，与它做好朋友，不仅有面子——五官美容，还有里子——身体健康，可谓是一举两得。

牙痛

病　解 → 诊　断 → 按摩治疗 → 辨证加按 → 健康贴士

【病解】

牙痛是由牙病引起的，可分为以下几种情况：龋齿牙痛为牙体腐蚀有小孔，遇到冷、热、甜、酸时才感到疼痛；患急性牙髓炎是引起剧烈牙痛的主要原因；患急性牙周膜炎，疼痛剧烈，呈持续性的跳痛；急性智齿冠周炎，主要是第三磨牙位置不正，牙冠面上部分有龈覆盖和食物嵌塞，容易发炎而致。

【诊断】

中医学认为，牙痛是由风热侵袭、胃火上蒸、虚火上炎等所引起。

风热侵袭：风火邪毒倾翻，伤及牙体及牙龈肉，邪聚不散，气血滞留，瘀阻脉络而为病。

胃火上蒸：胃火素盛，又嗜食辛辣的食物，或风热邪毒外犯，引动胃火循经上蒸牙床，伤及牙龈肉，损及脉络而为病。

虚火上炎：肾阴亏损，虚火上炎，浊烁牙龈，骨髓空虚，牙失滋养，致牙齿浮动而痛。

【按摩治疗】

（1）用一指禅偏峰推法按压牙痛侧的迎香、下关、颊车、承浆等穴，每个穴位按压10分钟。

（2）用拇指按揉法按揉牙痛侧的地仓、下关穴2分钟。

（3）用拿法拿双侧或牙痛侧的合谷穴2分钟。

（4）用大鱼际揉法轻轻揉牙痛部位3分钟。

【辨证加按】

风热侵袭型：用拇指按法加按足三里、解溪穴，每穴2分钟。

胃火上蒸型：用拇指按法加按曲池、风池穴，每穴2分钟。

虚火上炎型：用拇指按法加按太溪、肾俞穴，每穴2分钟。

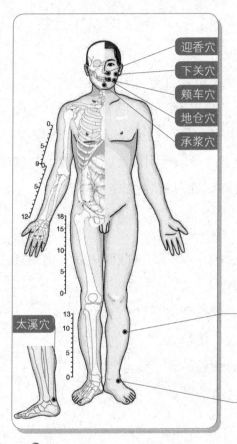

迎香穴
下关穴
颊车穴
地仓穴
承浆穴

太溪穴

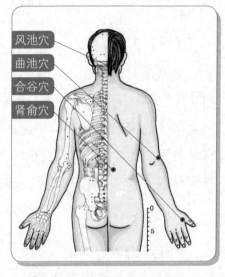

风池穴
曲池穴
合谷穴
肾俞穴

❶
足三里穴　在小腿前外侧，当犊鼻下3寸，距胫骨前缘1横指（中指）。

❷
解溪穴　在足背与小腿交界处的横纹中央凹陷处，当拇长伸肌腱与趾长伸肌腱之间。

缓解牙痛小窍门：

健康贴士
（1）牙痛时，取一片生姜咬于牙痛处，必要时可反复使用。

（2）将适量牙膏涂于牙痛处，数分钟后可止牙痛。

（3）将3克茶叶用沸水冲泡5分钟，滤去茶叶，加入2毫升米醋，每日服用3次。

255

耳鸣

病 解 → 诊 断 → 按摩治疗 → 辨证加按 → 健康贴士

【病解】

耳鸣为耳科疾病中的常见症状，患者自觉耳内或头部有声音，但其环境中并无相应的声源，而且愈是安静，感觉鸣音越大。耳鸣音常为单一的声音，如蝉鸣声、汽锅声、蒸汽机声、嘶嘶声、铃声、振动声等，有时也可为较复杂的声音。可以是间歇性，也可以为持续性，响度不一。一些响度较高的持续性耳鸣常常令人寝食难安。

【诊断】

中医将耳鸣分为虚、实二证，临床常见的有肝胆火旺、痰热郁结、肾精亏虚和脾胃虚弱四种证型。

肝胆火旺：表现为口干面赤、烦躁喜怒。

痰热郁结：表现为胸闷痰多、口渴喜饮。

肾精亏虚：表现为头晕目眩、腰膝酸软。

脾胃虚弱：表现为疲乏无力，食少便溏。

【按摩治疗】

听宫穴：用示指在听宫穴上下来回推20次，以局部有酸胀感为宜。

外关穴：将一手示指指腹放在对侧的外关穴上，用力按压1分钟，双手交替进行，力度以局部有酸胀感为佳。

翳风穴：两掌搓热，用两掌心掩耳，中指按在头部的翳风穴处。再将示指叠在中指上，敲击枕骨下方，使耳部可闻及类似击鼓的声音。

怎么按不生病 生了病怎么按

256

【辨证加按】

肝胆火旺：加按太冲、丘墟穴各2分钟，力度以酸胀感为度。

痰热郁结：加按丰隆、劳宫穴各2分钟，力度以酸胀感为度。

肾精亏虚：加按肾俞、八髎穴各5分钟，力度以酸胀感为度。

脾胃虚弱：加按脾俞、足三里穴各2分钟，力度以酸胀感为度。

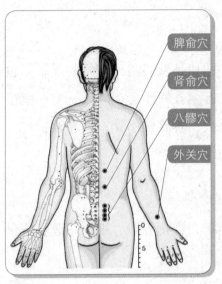

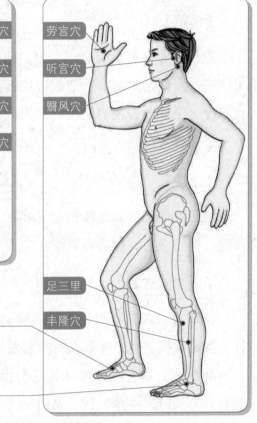

❶ 太冲穴　在足背侧，当第1跖骨间隙的后方凹陷处。

❷ 丘墟穴　在外踝的前下方，当趾长伸肌腱的外侧凹陷处。

健康贴士　　改善生活环境，避免噪声，节制性生活；稳定情绪，防止暴怒、心情不舒畅；平时不要过度饮酒、不吃寒凉食物，注意劳逸结合；禁止挖耳，保持耳道清洁。

近视

病 解 → 诊 断 → 按摩治疗 → 健康贴士

【病解】

近视一般来说都与遗传有关，即使是双眼视力良好的孩子，也可能在过度使用眼睛后，造成假性近视。假性近视的人在早期就接受治疗，会使改善视力的可能性提高；若放任不管，假性近视就会继续恶化成为真性近视。

【诊断】

视近物清晰，视远物模糊，症状为视物昏渺、视力减退、头晕耳鸣、神疲乏力、夜寐多梦等。

【按摩治疗】

睛明穴：以双手拇指指甲掐睛明穴1~2分钟，掐后可配合指腹揉，操作缓慢有力，按时以有酸胀感为宜。

风池穴：取坐位，按摩者用拇指压迫风池穴1分钟，然后再以顺时针方向旋转按摩36次，逆时针方向旋转按摩36次，以头部有酸胀感为佳。

太冲穴：以拇指或示指指腹着力，按压太冲穴1~2分钟，可做顺时针、逆时针的揉法，以局部有酸胀感、微痛感为宜。

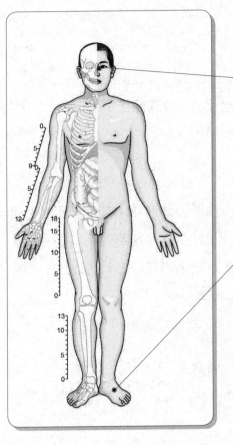

❶ 睛明穴 在面部，目内眦角稍上方凹陷处。

❷ 太冲穴 在足背侧，当第1跖骨间隙的后方凹陷处。

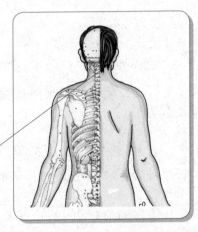

❸ 风池穴 在项部，当枕骨之下，与风府相平，胸锁乳突肌与斜方肌上端之间的凹陷处。

健康贴士 看书时保持距离，端正坐姿，时间不要太长；切勿在卧床、走路或乘车时看书；坚持做眼保健操，每天上下、左右转动眼球各10～20次。

流鼻血

【病解】

流鼻血，医学称"鼻衄"，多由于肺燥血热引起鼻腔干燥，毛细血管韧度不够，破裂所致。如不及时治疗，迁延发展，将会产生严重的后果，如鼻黏膜萎缩、贫血、记忆力减退、视力不佳、免疫力下降，甚至会引起缺血性休克，危及生命。

【诊断】

流鼻血的成因可分为燥热及虚弱两类。

（1）燥热型：嘴唇经常殷红、有口气，经常流出黄色或绿色的鼻涕。

（2）虚弱型：由于生气、焦虑而引起身体内的火气很大，或者是被殴打、撞击异物，从而出现流鼻血。

【按摩治疗】

迎香穴：用拇指指端用力按压迎香穴，缓慢指压，反复按摩10次。

大椎穴：按摩者一只手固定患者的背部，另一只手用力按压大椎穴2分钟，按压此穴，不仅可以阻止流鼻血，还能缓和颈部僵硬。

合谷穴：用力掐合谷穴，不仅可以缓解流鼻血的症状，还能改善流鼻血的体质。

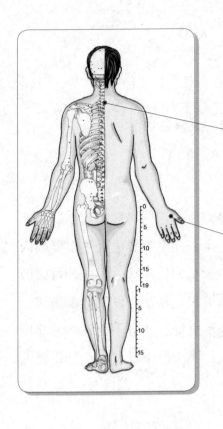

❶ **大椎穴** 在后正中线上，第7颈椎棘突下凹陷中。

❷ **合谷穴** 在手背，第1、2掌骨间，当第2掌骨桡侧的中点处。

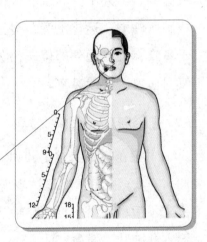

❸ **迎香穴** 在鼻翼外缘中点旁，当鼻唇沟中间。

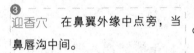

健康贴士

流鼻血时，将患者的一侧鼻翼推向鼻梁，并保持5～10分钟，使其中的血液凝固，即可止血。如两侧均出血，则捏住两侧鼻翼。鼻血止住后，鼻孔中多有凝血块，不要急于将它弄出，尽量避免用力打喷嚏和用力揉，防止再出血。

慢性鼻炎

病　解 → 诊　断 → 按摩治疗 → 辨证加按

【病解】

慢性鼻炎是因气虚受邪、邪滞鼻窍所引起的鼻腔疾患。以鼻塞不通、时轻时重、反复发作、经久不愈，甚至嗅觉失灵为主要临床表现。本病属中医"鼻窒"范畴。中医认为，本病之发生，可因肺气虚弱、卫外不固、寒邪侵袭，失其清肃之功能，以致邪滞鼻窍；或脾气虚弱、运化不健，失其升清降浊之能，水湿不化，湿浊滞留于鼻窍；亦可因外邪侵袭，久而不去，阻于脉络，气血运行不畅，气滞血瘀，持续鼻塞。

【诊断】

本病在临床上常见肺脾气虚证和气滞血瘀证。

（1）肺脾气虚证：表现为交替鼻塞、鼻流清涕、遇寒加重、头胀不适、面白气短、咳嗽、食少倦怠、舌淡苔薄白、脉弱或缓，治宜补肺脾、通鼻窍法。

（2）气滞血瘀证：表现为鼻甲肿胀、色暗红、持续鼻塞、涕稠黏、嗅觉迟钝、头胀刺痛、听力减退、舌质暗红、脉弦涩，宜调和气血、行滞化瘀。

【按摩治疗】

（1）用一指禅偏峰推法推按攒竹、阳白、太阳、四白，每穴2分钟。

（2）用中指按揉法按摩迎香穴2分钟。

（3）用指抹法抹眉弓2分钟。

（4）用拿法拿曲池、合谷穴各1分钟。

（5）用拇指按法按通天、风府穴各2分钟。

【辨证加按】

肺脾气虚证：加按神门、三阴交、太冲、足三里穴各4分钟。

气滞血瘀证：加按迎香、风池、百会、太阳、印堂穴。每日按摩1次，每次20分钟。

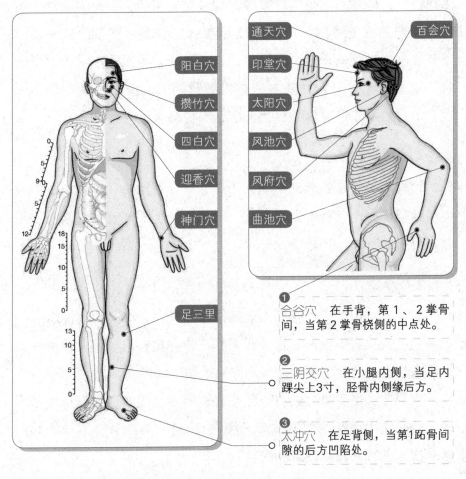

① 合谷穴　在手背，第1、2掌骨间，当第2掌骨桡侧的中点处。

② 三阴交穴　在小腿内侧，当足内踝尖上3寸，胫骨内侧缘后方。

③ 太冲穴　在足背侧，当第1跖骨间隙的后方凹陷处。

慢性咽炎

【病解】

慢性咽炎是咽部黏膜的一种慢性炎症，多因屡发急性咽炎治疗不彻底而转为慢性，其次是烟酒过度、嗜食刺激性食物、常接触污浊空气、鼻塞而需张口呼吸等，均可诱发本病。主要为咽部不适感，如灼热感、痒感、干燥感或异物感，咽部常有黏性分泌物，不易咳出，早晨刷牙常引起反射性恶心欲吐。中医称本病为"慢喉痹"或"虚火喉痹"，基本病机为肺肾阴虚、虚火上炎、灼伤咽喉。本病当以疏风散热、利咽止痛、养阴润肺、生津利咽为治。

【诊断】

慢性咽炎特点是咽部疼痛、干燥、发痒、灼热、异物感、声音粗糙嘶哑或失声，咽部黏膜充血、增厚，由于咽部有黏腻液状物附着，可引起咳嗽、吐黏痰。

【按摩治疗】

廉泉穴：用中指指腹用力旋转按摩廉泉穴，每次10分钟。

曲池穴：将中指、示指、无名指三指并拢，沿前臂背侧反复上下推拿数次。力度中等均匀，动作应柔和、缓慢。

天突穴：取正坐位，将下颌部轻轻高抬，用右手中指指腹缓慢地、轻轻用力而又均匀地按摩天突穴1分钟，再顺时针方向旋转按摩36次，逆时针方向按摩36次。

俞府穴：按摩方法同天突穴。建议最好每日早、晚各1次，按摩以后就会感到咽部舒适、轻快、通气畅通。

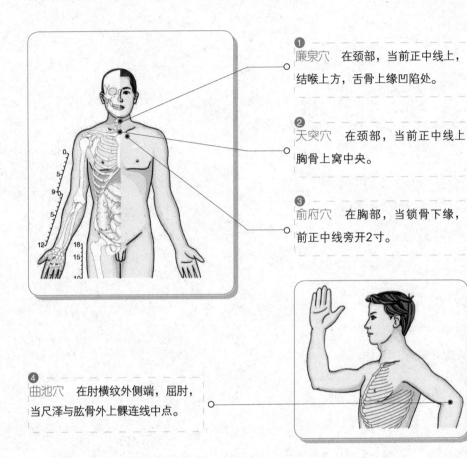

❶ 廉泉穴　在颈部，当前正中线上，结喉上方，舌骨上缘凹陷处。

❷ 天突穴　在颈部，当前正中线上胸骨上窝中央。

❸ 俞府穴　在胸部，当锁骨下缘，前正中线旁开2寸。

❹ 曲池穴　在肘横纹外侧端，屈肘，当尺泽与肱骨外上髁连线中点。

增效食疗方　萝卜汁：白萝卜500克，白糖20克，生姜片10克。白萝卜、生姜片绞汁，加入白糖，混合后饮服，每日2次。清热化痰。适用于慢性咽炎，属痰热内蕴型，咽喉灼热、疼痛，或有异物感，咽中痰多，色黄或白，不易咳吐干净。